BEI GRIN MACHT SICH IHR WISSEN BEZAHLT

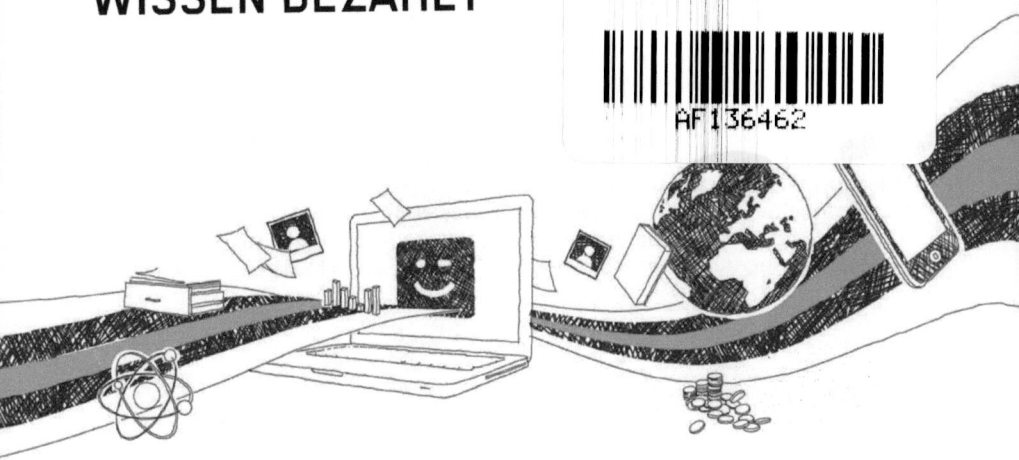

- Wir veröffentlichen Ihre Hausarbeit, Bachelor- und Masterarbeit

- Ihr eigenes eBook und Buch - weltweit in allen wichtigen Shops

- Verdienen Sie an jedem Verkauf

Jetzt bei www.GRIN.com hochladen und kostenlos publizieren

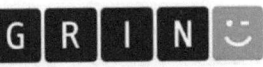

Bibliografische Information der Deutschen Nationalbibliothek:

Die Deutsche Bibliothek verzeichnet diese Publikation in der Deutschen National-bibliografie; detaillierte bibliografische Daten sind im Internet über http://dnb.d-nb.de/ abrufbar.

Impressum:

Copyright © 2019 GRIN Verlag
Druck und Bindung: Books on Demand GmbH, Norderstedt Germany
ISBN: 9783346198723

Dieses Buch bei GRIN:

https://www.grin.com/document/901437

Marija Savic

Krankenkostzulage in der Sozialhilfe. Wie hoch ist der Mehrbedarf bei Patienten mit Mukoviszidose?

GRIN Verlag

GRIN - Your knowledge has value

Der GRIN Verlag publiziert seit 1998 wissenschaftliche Arbeiten von Studenten, Hochschullehrern und anderen Akademikern als eBook und gedrucktes Buch. Die Verlagswebsite www.grin.com ist die ideale Plattform zur Veröffentlichung von Hausarbeiten, Abschlussarbeiten, wissenschaftlichen Aufsätzen, Dissertationen und Fachbüchern.

Besuchen Sie uns im Internet:

http://www.grin.com/

http://www.facebook.com/grincom

http://www.twitter.com/grin_com

Bachelorarbeit

Im Studiengang Ökotrophologie

Krankenkostzulage in der Sozialhilfe: Wie hoch ist der Mehrbedarf bei Patienten mit Mukoviszidose?

vorgelegt von

Marija Savic

Institut für Humanernährung

Agrar- und Ernährungswissenschaftliche Fakultät

der Christian-Albrechts-Universität zu Kiel

Inhaltsverzeichnis

Tabellen- und Abbildungsverzeichnis

Abkürzungsverzeichnis

BLE	Bundesanstalt für Landwirtschaft und Ernährung
BMI	Body Mass Index
Destatis	statistisches Bundesamt
Deutscher Verein	Deutscher Verein für private und öffentliche Fürsorge
DGE	Deutsche Gesellschaft für Ernährung
EVS	Einkommens- und Verbrauchsstichprobe
GU	Grundumsatz
Kcal	Kilokalorien
Lat.	Lateinisch
LSG	Längen-Soll-Gewicht
RU	Ruheumsatz
SGB	Sozialgesetzbuch
VPI	Verbraucherpreisindex

Zusammenfassung

In Deutschland sind über 6000 Kinder, Jugendliche und Erwachsene von der unheilbaren Multisystemerkrankung Mukoviszidose betroffen. Durch intensive Stoffwechselvorgänge und Nährstoffverlusten entsteht bei den meisten erkrankten Patienten ein Mehrbedarf an Energie. Dieser wird durch eine erhöhte Kalorienzufuhr mit der täglichen Nahrungsaufnahme gedeckt. Die dadurch kostenaufwändige Ernährung wird bei Sozialhilfeempfängern mithilfe eines festgelegten Betrags zusätzlich zur Regelleistung gefördert. Eine Empfehlung zu dieser sogenannten Krankenkostzulage wurde zuletzt im Jahr 2014 ausgesprochen, nun soll diese überarbeitet werden.

Damit diese Aktualisierung durchgeführt werden kann, ist das Ziel, herauszufinden *woraus* sich dieser Mehrbedarf zusammensetzt und *welche* zusätzlichen Kosten er verursacht. Dazu wird die folgende Leitfrage bezüglich der Krankenkostzulage in der Sozialhilfe gestellt: *Wie hoch ist der Mehrbedarf bei Mukoviszidose?* Diese Frage wird anhand aktueller ernährungsmedizinischer und -ökonomischer Erkenntnisse beantwortet. Die Untersuchung findet durch die Bestimmung des Energiebedarfs bei Mukoviszidose und der anschließenden Herleitung des finanziellen Bedarfs statt. Dabei wird jeweils auf die verschiedenen Altersgruppen und Krankheitsstadien der Patienten Rücksicht genommen.

Die Ergebnisse des Vergleichs der zurzeit zustehenden Beträge für die Ernährung bei Mukoviszidose mit den tatsächlich entstehenden Ausgaben zeigen eindeutig finanzielle Deckungslücken auf. Dies macht nicht nur eine grundsätzliche Erhöhung der Krankenkostzulage nötig, sondern auch eine Differenzierung nach Altersgruppen und den individuellen Krankheitsverläufen. Nach dieser ist das Ergebnis eine Erhöhung der Krankenkostzulage von 10% der Regelleistungen auf 15% - 40%, abhängig von der individuellen Situation. Abschließend werden weitere Faktoren genannt, welche zusätzlich bei der Beurteilung der Ernährungskosten einbezogen werden können.

Abstract

Cystic fibrosis is an incurable systemic disease affecting over 6000 children, teenagers and adults in Germany. Most of the patients have higher energy requirements because of the increased caloric expenditure and nutritional deficiencies. It can be covered by increased caloric intake with daily nutritional intake. The more expensive diet is funded for welfare recipients by using a fixed amount in addition to the standard benefit. The amount granted for additional costs caused by this disease was last issued in 2014, now this is to be revised.

In order for this update to be implemented, the aim is to find out what this higher need is and what additional costs it causes. For this the following key question is asked: *How high is the additional need for patients with cystic fibrosis?* It will be answered on the basis of latest nutritional medicine and economic findings. The examination will be carried out by determining the energy requirements with cystic fibrosis first and then deriving the necessary financial needs. In each case the different age groups and disease stages of the patients are taken into account.

The results of the comparison between the currently available amounts for the cystic fibrosis diet and the actual incurred expenditures clearly show financial gaps in coverage. Because of that this not only demands a fundamental increase of the sickness allowance but also a differentiation according to age groups and the individual disease progression. According to that, the result is an increase in the sick costly allowance from 10% of the regular benefits to 15% - 40% depending on the individual situation. Finally, further factors are mentioned which can also be included in a wide assessment of the nutritional costs.

1 Einleitung und Fragestellung

Mukoviszidose (lat. *mucus* = Schleim, *viscidus* = zäh), auch Cystische Fibrose genannt, ist die häufigste, letal verlaufende, erblich bedingte Stoffwechselerkrankung in der kaukasischen Bevölkerung (Naehrig et al., 2017; Rodeck und Zimmer, 2013, S.576). Mit einer Inzidenz zwischen 1:3300 und 1:4800 Neugeborenen in Deutschland werden jedes Jahr etwa 300 Kinder mit Mukoviszidose zur Welt gebracht (Merck und Schubert-Zsilavecz, 2011; Naehrig et al., 2017).

Die progressive Lungenerkrankung wird durch einen Gendefekt des sogenannten *cystic fibrosis transmembrane conductance regulator*- (CFTR-) Proteins verursacht (Merck und Schubert-Zsilavecz, 2011). Dieser führt zu einer Störung von Chloridkanälen in bestimmten Körperzellen. Die Folge ist, dass betroffene Zellen mittels Osmose zu wenig Wasser in das umliegende Gewebe abgeben können und sich zähflüssige Sekrete in allen exokrinen Drüsen bilden (Merck und Schubert-Zsilavecz, 2011). Die betroffenen Organe, insbesondere die Lunge, werden durch Gangobstruktionen, reaktive Entzündungen und weiteren Folgen in ihrer Funktion beeinträchtigt (Naehrig et al., 2017). Da die verzehrenden Reaktionen im Körper eine Auswirkung auf den Energieumsatz der Patienten haben und zudem häufig die Sekretion von Verdauungsenzymen eingeschränkt ist, haben Patienten mit Mukoviszidose einen Mehrbedarf an Energie. Zur Behandlung entstehender Nährstoffdefizite besteht eine Ernährungstherapie.

Die aktuell 6000-7000 an Mukoviszidose Erkrankten in Deutschland, von denen mehr als die Hälfte über 18 Jahre alt sind, haben mittlerweile eine Lebenserwartung von circa 40 Jahren (Naehrig et al., 2017). Die Behandlung von Mukoviszidose gilt als Paradebeispiel in der Medizin, denn noch vor 60 Jahren überlebte kaum ein Patient das Säuglingsalter. Durch diesen enormen Fortschritt, entstehen je nach Altersgruppe unterschiedliche Bedürfnisse in der Ernährungstherapie. Folglich unterscheiden sich auch die Kosten der Ernährung von Patient zu Patient (Hollander et al., 2017).

In Deutschland bezogen im Jahr 2017 rund 9% der Bevölkerung die finanzielle Hilfe des Staates zur Sicherung des Lebensunterhalts, darunter ebenfalls erwachsene Mukoviszidosepatienten oder Kinder, die in einer solchen Familie aufwachsen (Proksch, 2019). Soziale Mindestsicherung umfasst nach den Sozialgesetzbüchern (SGB) II und XII die „Grundsicherung für Arbeitsuchende" und die „Hilfe zum Lebensunterhalt". Entscheidend ist der Regelsatz der Sozialhilfe, welcher die Abdeckung der grundlegenden Bedürfnisse sichert, auch für die Ernährung (Proksch, 2019). Im Jahr 2019 beträgt er 424€ pro Monat für einen alleinstehenden Erwachsenen. Für Jugendliche und Kinder in

Bedarfsgemeinschaften ist der Betrag je nach Alter entsprechend niedriger. Der Anteil für die Verpflegung macht knapp 35% aus, somit also für einen Erwachsenen pro Monat 148€ ("Hartz 4 Regelsatz," 2019).

Da spezielle Diätmaßnahmen zu der Behandlung gehören, reicht der alleinige Regelbedarf nicht für eine angemessene Ernährung aus (Deutschen Verein für private und öffentliche Fürsorge, 2014). Gemäß dem SGB XII wird ein sogenannter „Mehrbedarf für kostenaufwändige Ernährung" gewährt. Dieser wird grundsätzlich bei Krankheiten angewendet, dessen Ernährungsempfehlungen von denen der allgemeinen „Vollkost" abweichen.

Der Deutsche Verein für private und öffentliche Fürsorge (fortan: Deutscher Verein) sprach zuletzt im Jahr 2014 Empfehlungen aus, in denen festgelegt ist für welche Krankheiten ein Mehrbedarf in Anspruch genommen werden darf. Außerdem wird auch die Höhe der Krankenkostzulagen in Prozent des Regelbedarfs definiert. In Sonderfällen sind Abweichungen davon möglich. Die Beurteilungen traf eine Arbeitsgruppe, bestehend aus praxiserfahrenen Ärzten, einer Ernährungswissenschaftlerin, Juristen und Angestellten im sozialen Bereich. Seit der letzten Beurteilung wird auch bei Mukoviszidose für Kinder, Jugendliche und Erwachsene ein Mehrbedarf in Höhe von 10% des Regelbedarfs zugestanden. (Deutscher Verein, 2014)

Wird nun zu dem monatlichen finanziellen Anteil der Verpflegung von 147,38€ der Mehrbedarf in Höhe von 42,40€ addiert, stehen einem erwachsenen Patienten rund 190€ pro Monat für die Ernährung zur Verfügung. Da die Einschätzung des Mehrbedarfs vom Deutschen Verein bereits vor 5 Jahren formuliert wurde und sie zudem größtenteils auf Erfahrungswerten der eben genannten Gruppe basiert, stellt sich die Frage ob die Höhe der Krankenkostzulage heute noch den Bedürfnissen der Erkrankten gerecht wird.

Zurzeit wird ein ernährungsmedizinisches Gutachten erstellt, welches Grundlage für die Überarbeitung der Empfehlungen sein wird. Die folgende Arbeit soll aufzeigen, welche Empfehlungen bei der Einschätzung der Diätbedürfnisse zu beachten sind und wie sich aus diesem diätetischen Mehrbedarf die Höhe des finanziellen Mehrbedarfs bei Mukoviszidose ableiten lässt. Der Energiebedarf stellt eine Voraussetzung dar, um eine patientengerechte Ernährungsweise zu gewährleisten. Im Folgenden wird daher eine übliche Methode der Energiebedarfsbestimmung dargestellt.

2 Bestimmung des Energiebedarfs

Damit der Organismus mit seinen grundlegenden physiologischen Funktionen aufrechterhalten werden kann, benötigt er eine ständige Zufuhr an Energie (Elmadfa und Leitzmann, 2004, S.108). Die geringste Menge an Energie, die die Homöostase für 24 Stunden möglich macht, wird **Grundumsatz** (fortan: GU) genannt. Dieser gilt „bei völliger Ruhe und Entspannung (gleich nach dem Aufwachen), mindestens 12 Stunden nach der letzten Nahrungsaufnahme und bei der [...] Umgebungstemperatur von 20-28°C" (Elmadfa und Leitzmann, 2004, S.108). Bestimmt wird der Grundumsatz durch indirekte Kalorimetrie, also der Messung der Sauerstoff- und Kohlenstoffdioxidkonzenration beim Ausatmen (Elmadfa und Leitzmann, 2004, S.105). Ein alternativer, häufig benutzter Parameter zur Messung des Energieverbrauchs bei körperlicher und geistiger Ruhe stellt der sogenannte **Ruheumsatz** (fortan: RU) dar (Elmadfa und Leitzmann, 2004, S.108). Jener wird unter lockereren, weniger standardisierten Bedingungen gemessen. Der Umsatz liegt dabei etwa 6-10% höher als der GU.

Tabelle 1: Formeln zur Berechnung des Grundumsatzes
(Quelle: Reinhardt et al. S.479)

Alter in Jahren	Frau	Mann
0-3	61,0 x Gewicht - 51	61,9 x Gewicht - 54
3-10	22,5 x Gewicht + 499	27,7 x Gewicht + 495
10-18	12,2 x Gewicht + 746	17,5 x Gewicht + 651
18-30	14,7 x Gewicht + 496	15,3 x Gewicht + 679
30-60	8,7 x Gewicht + 829	11,6 x Gewicht + 879

Der GU, welcher bei Erwachsenen bis 75% des Gesamtenergieumsatzes betragen kann, wird von unterschiedlichen Faktoren wie der Körperzusammensetzung, Alter, Geschlecht und des Gesundheitszustandes beeinflusst (Elmadfa und Leitzmann, 2004, S.108f). Die Weltgesundheitsorganisation beschreibt in Tab. 1 Formeln zur Berechnung des Grundumsatzes in kcal pro Tag, eingeteilt nach Geschlecht und der Altersgruppe mithilfe des Körpergewichts (kg) (Reinhardt et al., 2001, S.479). Für die Ruheumsatzberechnung in kcal pro Tag schlägt die Deutsche Gesellschaft für Ernährung (fortan: DGE) in Tab. 2 eine Formel vor, die nach Mann und Frau unterschieden wird. Das Ergebnis der Formeln ergibt eine Annäherung an den tatsächlichen, durch Kalorimetrie ermittelten Wert (DGE, 2015).

Tabelle 2: Formeln für die Berechnung des Ruheumsatzes
(Quelle: DGE, 2015).

Frauen: (0,047 × Gewicht in kg - 0,01452 × Alter in Jahren + 3,21) × 239
Männer: (0,047 × Gewicht in kg + 1,009 - 0,01452 × Alter in Jahren + 3,21) × 239

Der tägliche Gesamtenergieverbrauch setzt sich aus dem individuellen, aber festgesetzten Grundumsatz und einer variablen Steigerung, dem Leistungsumsatz zusammen (DGE, 2015; Elmadfa/Leitzmann, 2004, S. 113). Zuletzt genannter ist bei Körperarbeit, Thermogenese nach Nahrungszufuhr und im Wachstum von Säuglingen, Kindern und Jugendlichen erhöht. Um diesen Leistungsumsatz einzubeziehen, wurde der *physical activity level* (fortan: PAL), also das Maß für körperliche Aktivität gebildet. Dieser Faktor wird mit dem Grundumsatz multipliziert. Er reicht von 1,2-1,3 bei Bettlägerigen, 1,5 bei eingeschränkter körperlicher Aktivität und 1,7 bei normal aktiven Kindern und Erwachsenen (Reinhardt et al., 2001, S.479). Durch sehr intensive körperliche Arbeit kann sich der Energieumsatz sogar mehr als verdoppeln (Elmadfa und Leitzmann, 2004, S. 112). Zusammenfassend teilt sich der Gesamtenergiebedarf meist folgendermaßen auf: etwa 60-70% werden durch den Ruheumsatz bestimmt, 10-25% durch die körperliche Aktivität und 10% durch Thermogenese nach Nahrungszufuhr (Sinaasappel et al., 2002).

Wenn täglich eine ausreichende Energiemenge mit der Nahrung aufgenommen wird, wird der Energiebedarf gedeckt (Elmadfa/Leitzmann, 2004, S.118f). Zum Ausgleich dieser Bilanz wurden von den Fachgesellschaften der Länder Deutschland (D), Österreich (A) und der Schweiz (CH) sogenannte D-A-CH Referenzwerte erstellt, die als Richtwerte für die tägliche durchschnittliche Energiezufuhr dienen. Sie bieten eine Orientierung in einem normalen Bereich des *body mass index* und steigern sich entsprechend der PAL- Werte. Ebenfalls sind sie vom Alter und Geschlecht abhängig (DGE, 2015). Für Erwachsene mit niedriger körperlicher Aktivität beträgt dieser für Männer 2300 kcal und für Frauen 1800 kcal. Bei Kindern und Jugendlichen rangieren die Werte je nach Alter bei normaler körperlicher Aktivität zwischen 1200 kcal und 3000 kcal.

Wie bereits erwähnt, ist der Gesamtenergiebedarf ein individuell gebildeter Wert. Bei Mukoviszidose ist dieser erhöht. Zur Bestimmung des Energiebedarfs ist nötig, krankheitsbedingte Faktoren zu berücksichtigen und dann je nach der körperlichen Aktivität einen individuellen Bedarf im Rahmen der D-A-CH Referenzwerte für verschiedene Altersgruppen zu formulieren. Der nächsten Punkt wird zeigen, wie der Energiebedarf bei

Patienten zu bestimmen ist. Dabei werden Gründe für eine Steigerung des Energieumsatzes betrachtet.

3 Allgemeine Empfehlungen bei Mukoviszidose

In den folgenden Absätzen wird der Energiebedarf für junge und erwachsene Patienten mit Mukoviszidose bestimmt. Anschließend werden anhand aktueller Literatur Empfehlungen zu einer bedarfsgerechten Ernährungsweise aufgezeigt und begründet.

Verschiedene evidenz- und expertenbasierte Richtlinien betonen, dass eine adäquate Ernährung und ein guter Ernährungszustand für den Verlauf der Krankheit entscheidend seien (Hollander et al., 2017). Wenn schon im Säuglingsalter auf einen guten Ernährungszustand geachtet wird, werden die Überlebenschancen bis in das Erwachsenenalter hin verbessert, die Lungengesundheit erhöht und das Risiko für Folgekrankheiten vermindert. Ein milderer Krankheitsverlauf bedeutet sowohl eine höhere Lebensqualität als auch eine allgemeine Lebenserwartung (Hollander et al., 2017). Zunächst werden Richtlinien für den empfohlenen Ernährungszustand vorgestellt.

Zwei wichtige Parameter zur Erfassung des Ernährungszustandes sind das **Längen-Soll-Gewicht** (LSG) für Säuglinge bis zum zweiten Lebensjahr und der **Body Mass Index** (BMI) für Kinder, Jugendliche und Erwachsene (Sinaasappel et al., 2002; Stern et al., 2015). Patienten unter zwei Jahren sollten das 50. Perzentil der Länge und des Gewichts von gesunden Kindern im gleichen Alter erreichen. Der BMI drückt den Ernährungszustand in folgender Formel aus:

$$Body\ Mass\ Index = \frac{K\ddot{o}rpergewicht\ [kg]}{K\ddot{o}rperl\ddot{a}nge\ [m^2]}$$

Kinder ab dem Alter von zwei Jahren sowie Jugendliche sollten mindestens das 50. Perzentil des BMI gesunder Altersgenossen erreichen, was einen vergleichbaren Ernährungsstatus sicherstellt. Sobald eine Person bzgl. des BMI unter das 15. Perzentil fällt und ein Gewichtsstillstand oder sogar eine Gewichtsabnahme vorliegt, ist das Kriterium für eine Mangelernährung erfüllt (Stern et al., 2015). Dann werden intensive Ernährungsmaßnahmen eingesetzt, welche an späterer Stelle erläutert werden.

Für Erwachsene ab 18 Jahren liegt der normale Bereich des BMI zwischen 18,5 und 24,9 kg/m². Untergewicht ist unter einem BMI von 18,5 kg/m² definiert, Übergewicht ab einem BMI von 25 kg/m². Der Zielwert für Mukoviszidose Patienten liegt bei Frauen bei 22kg/m² oder darüber, bei Männern bei 23kg/m² oder darüber (Hollander et al., 2017; Stern et al.,

2015). Außerdem werden auch Methoden zur genaueren Bestimmung des Körperfettanteils wie die bioelektrische Impedanz-Messung eingesetzt, um den Ernährungszustand zu erfassen. (Hollander et al., 2017; Stern et al., 2015)

In der Therapie von Mukoviszidose stellen eine unzureichende Energieaufnahme und Ernährungsdefizite die zentralen Probleme dar (Hollander et al., 2017). Besonders Kinder erreichen mit selbstgewählter Nahrung oft nur 60-90% des benötigten Energiebedarfs (Reinhardt et al., 2001, S.487). Die Ursachen dafür sind mannigfaltig. Einerseits ist der grundsätzliche ernährungsphysiologische Bedarf höher, andererseits sind die Energieverluste größer. Die Kombination aus ihnen verursacht eine negative Energiebilanz. In den nächsten Absätzen werden solche Faktoren erläutert, die den Energiebedarf beeinflussen.

Eine unzureichende Energiezufuhr entsteht hauptsächlich durch eine exokrine Pankreasinsuffizienz, also eine Unterfunktion der Bauchspeicheldrüse (Hollander et al., 2017). Die meisten Patienten, nach Naehrig et al. (2017) sind es 87%, werden mit dieser Störung geboren oder entwickeln sie während des ersten Lebensjahres. Die Störung hat zur Folge, dass die Fähigkeit der Bauchspeicheldrüse, Verdauungsenzyme zu produzieren, vermindert ist. Zusätzlich verringert ein Mangel an Hydrogencarbonat die Fähigkeit, den Mageninhalt beim Eingang in den Zwölffingerdarm zu puffern (Matel und Milla, 2009). Das wiederum fällt Gallensalze im Darm aus, wodurch die Fettresorption gestört wird. Infolge dieser Vorgänge manifestieren sich zahlreiche gastrointestinale Beschwerden. Dabei ist die Steatorrhoe charakteristisch, bei dem mindestens 7% des Nahrungsfettes mit dem Stuhl wieder ausgeschieden werden (Reinhardt et al., 2001, S.472f). Dies hat eine anhaltende Malabsorption von Nährstoffen zur Folge, besonders von Fetten und fettlöslichen Vitaminen. Als Konsequenz verliert der Organismus dauerhaft Energie, was bei Kindern zu einer Gedeihstörung führt (Hollander et al., 2017). Als Gegenmaßnahme werden therapeutisch Verdauungsenzyme eingesetzt (Stern et al., 2015). Bei falscher therapeutischer Einstellung besteht, trotz genügender Energiezufuhr, das Risiko einer Mangelernährung.

Einen weiteren Hauptgrund für eine negative Energiebilanz stellen akute und chronische Entzündungen oder Infektionen der Organe, besonders der Lunge, dar (Hollander et al., 2017). Diese erhöhen den Energieverbrauch. Ebenso führt die progressive Lungenerkrankung zu einem Funktionsverlust. Somit erhöht sich die Atemarbeit, welche wiederum den Ruheumsatz steigert (Matel und Milla, 2009). Sogar Therapiemaßnahmen wie Inhalation steigern den Umsatz an Energie (Reinhardt et al., 2001, S.474).

Auch Appetitlosigkeit bildet eine Gefahr für eine unzureichende Aufnahme von Energie (Matel and Milla, 2009). Mit abnehmendem Gesundheitsstatus der Lunge, welcher mit

Husten, Übelkeit und Erbrechen verbunden ist, sinkt auch der Appetit (Reinhardt et al., 2001, S. 473). Weitere Ursachen können in Nebenwirkungen von Medikamenten, z.B. Antibiotika liegen (Stern et al., 2015).

Eine Gewichtsabnahme kann jedoch auch psychosoziale Ursachen haben, wenn beispielsweise bei Jugendlichen die Körperwahrnehmung gestört ist oder der Patient eine depressive Phase durchlebt (Hollander et al., 2017; Stern et al., 2015). Nicht außer Acht lassen darf man eine rein nutritive Mangelernährung durch falsches Verhalten. Diese wird jedoch durch spezielle Ernährungsberatung zu verhindern versucht (Stern et al., 2015).

Zu einer negativen Energiebilanz beitragend sind auch zuletzt mit Mukoviszidose einhergehende Probleme wie eine Schädigung der Leber oder sekundärer Diabetes Mellitus (Hollander et al., 2017; Sinaasappel et al., 2002). Komorbitäten dieser Art erhöhen den Energieumsatz.

Tabelle 3: Gründe für eine negative Energiebilanz
(eigene Darstellung)

Malabsorption
Chronische Entzündungen, Infektionen
Erhöhte Atemarbeit
Therapiemethoden
Inappetenz
Psychosoziale Faktoren
Essfehlverhalten
Folgeerkrankungen

Neben den in Kapitel 2 genannten krankheitsunabhängigen Faktoren, nehmen zahlreiche Umstände (in Tab. 3 zusammengefasst) Einfluss auf den täglichen Energiebedarf. Dies macht einerseits deutlich, dass das Krankheitsbild von Mukoviszidose äußerst komplex ist. Andererseits zeigt es, dass die Empfehlungen zur Nährstoffzufuhr sich von Patient zu Patient unterscheiden müssen, nachdem ihr individuelles Bedingungsmodell beurteilt wurde (Reinhardt et al., 2001, S.474).

Unter Berücksichtigung aller Aspekte lässt sich schlussfolgern, dass bei Mukoviszidosepatienten der tägliche Energieverbrauch, sowohl in Ruhe als auch bei körperlicher Aktivität erhöht ist. Je fortgeschrittener der Verlauf der Krankheit ist, umso höher ist er. An dieser Stelle sei erwähnt, dass verschiedene Autoren einen um 5-35% erhöhten RU messen (Sinaasappel et al., 2002; Stern et al., 2015) In einer Längsschnittstudie zeigten Magoffin et al. (2005) einen erhöhten RU bei Kindern, der bei

Mädchen wiederum höher war als bei Jungen. Auch Lehmann et al. (2005) stellten im Vergleich mit einer gesunden Kontrollgruppe einen um 10% erhöhten GU bei erwachsenen Patienten fest, ebenso fanden sie den Geschlechterunterschied. Reinhardt et al. (2001, S. 473) berichten von einer Messung des GU bei Patienten ohne akute Infekte, dessen mittlere Erhöhung sogar 20% betrug. Viele Autoren sind sich einig, dass bei fortgeschrittener Lungenkrankheit der RU weiter ansteigt. Dies wird auch durch eine Studie des norwegischen Zentrums für Mukoviszidose von Dorlöchter et al. (2002) bestätigt. Der Europäische Konsensus Bericht von Sinaasappel et al. (2002) misst überdies eine Verdopplung des RU bei einer schweren Beeinträchtigung der Lungenfunktion.

Damit letztendlich der Energiebedarf bei Patienten mit Mukoviszidose eingeschätzt werden kann, muss der individuelle Energieumsatz ermittelt werden. Reinhardt et al. (2001, S.479) stellen eine dafür geeignete Formel vor. Diese setzt den Energieumsatz aus dem GU und einem „krankheitsspezifischen Faktor", der Summe aus dem Aktivitätsgrad und des Lungenfunktionsfaktors zusammen:

$$Energieumsatz = GU * (Aktivit\ddot{a}tsfaktor + Lungenfunktionsfaktor)$$

Der PAL wird größtenteils, wie schon in Punkt 2 erklärt, mit einem Wert zwischen 1,3 und 1,7 angenommen. Der zusätzliche Lungenfunktionsfaktor ist abhängig von der Schwere der Lungenerkrankung. Bei leichter Schädigung und einer fast normalen pulmonalen Funktionsfähigkeit von mindestens 80% beträgt der Faktor 0,1, bei einer mittleren Funktionsfähigkeit von 40-79% bereits 0,2. Bei schwerer Schädigung mit einer Funktionsleistung unter 40% beträgt der Faktor 0,3 (Reinhardt et al., 2001, S. 479). Beispielsweise bedeutet das, dass ein bettlägeriger Patient mit einem Aktivitätsgrad von 1,3 trotzdem genauso viele Kilokalorien (kcal) am Tag verbraucht wie ein Student, der den halben Tag sitzend und den restlichen Tag in Bewegung verbringt.

Der tatsächliche Energiebedarf entspricht nicht zwingendermaßen auch dem Energieumsatz. Durch die Pankreasinsuffizienz kann die Resorption von Fett bedeutend geringer sein. In diesem Fall muss mehr Energie aufgenommen werden, damit die Verluste ausgeglichen werden können. Für die Messung, wie viel Energie bei bestehender Malabsorption verloren geht, wurde der Fettabsorptionsquotient eingeführt (Reinhardt et al., 2001, S.480). Wenn dieser mindestens 93 beträgt, besteht praktisch kein Energieverlust. Dementsprechend ist der Energiebedarf gleichbedeutend mit dem Energieumsatz. Falls die Fettabsorptionsrate weniger als 93% beträgt, gilt wieder eine Formel von Reinhardt et al. (2001, S.480):

$$Energiebedarf = Energieumsatz * \left(\frac{0,93}{Fettabsorptionsquotient} \right)$$

An dieser Stelle eine beispielhafte Berechnung des täglichen Energiebedarfs: ein 19-jähriger Erwachsener mit einem Gewicht von 60 kg hat nach der Formel der WHO (s.Tab.1) einen Grundumsatz von knapp 1600kcal. Hinzu kommt der Leistungsumsatz. Nach der Multiplikation mit dem in der Bevölkerung üblichen PAL von 1,5 betrüge der Energiebedarf bei einem gesunden Menschen gerundet insgesamt 2400kcal. Aufgrund leicht erhöhter Atemarbeit steigt der Energieumsatz mit dem krankheitsspezifischen Faktor von 0,2. Dieser besteht aus dem Lungenfunktionsfaktor von 0,1 und aus weiteren in Abb.2 genannten Faktoren, die - einmal angenommen - auch einem Aktivitätsgrad von 0,1 entsprechen. Das Ergebnis der Kalkulation ist ein Energieumsatz von circa 2700 kcal. Der schlussendliche Energiebedarf mit einer Fettabsorptionsrate von 85% beträgt ganze 2950kcal pro Tag. Das bedeutet eine Steigerung des Energiebedarfs um 550 kcal im Vergleich zu dem Bedarf, die die Person im gesunden Zustand hätte.

Damit dieser Punkt im Detail betrachtet werden kann, lässt sich die aktuelle Literatur auf Empfehlungen zur Höhe des Energiemehrbedarfs untersuchen. Die Grundlage dieser Arbeit, also die Empfehlungen des Deutschen Vereins zu Krankenkostzulagen bei Mukoviszidose gehen abgeleitet von dem finanziellen Mehrbedarf von einer Steigerung in Höhe von 10% aus (Deutscher Verein, 2014). Viele Autoren empfehlen jedoch eine hochkalorische Diät in einer breit gefächerten Spanne zwischen 110 – 200% des normalen Energiebedarfs (Hollander et al., 2017; Naehrig et al., 2017). Diese weite Streuung wird genau wie die Höhe des Ruheumsatz durch den individuellen Verlauf der Krankheit, inklusive der Entwicklung von Folgekrankheiten erklärt (Naehrig et al., 2017). Der eingetragene Verein für Mukoviszidose in Deutschland empfiehlt eine Energiezufuhr von 120-150%, was auch zu den Empfehlungen in Höhe von 130% für Kinder, beschrieben in den Leitlinien der Gesellschaft für Pädiatrische Gastroenterologie und Ernährung, passt (Schlüter, 2015; Stern et al., 2015). Auch Matel und Milla (2009) schätzen den Energiebedarf für den Großteil der Patienten ebenso hoch ein. Die Meinung des europäischen Konsensus (Sinaasappel et al., 2002) ist hier, dass üblicherweise 120% der D-A-CH Referenzwerte bei gleichem Geschlecht und Alter empfohlen werden.

Da im Laufe des Lebens die Lungenerkrankung voranschreitet und die Pankreasinsuffizienz zunimmt, ist dementsprechend anzunehmen, dass ältere Patienten häufiger eine höhere Kalorienzufuhr als die übliche Empfehlung benötigen. Bei Kindern und Jugendlichen gilt eine zusätzliche Erhöhung des Bedarfs während Wachstumsschüben und der Pubertät. Des Weiteren soll erwähnt werden, dass sich die Energiebedürfnisse sowohl bei Kindern als auch bei Erwachsenen auch aufgrund zahlreicher Faktoren ständig ändern können und neu überprüft werden sollten, so z.B. bei einem akuten Infekt.

Entsprechend dieser weitreichenden Empfehlungen zur Höhe des Energiemehrbedarfs lässt sich schließen, dass keine pauschale Antwort für alle Patienten gegeben werden kann. Da jedoch eine extreme Steigerung der Energiezufuhr nur in Ausnahmefällen nötig ist, ist in der Regel von einer Empfehlung in Höhe von 120-130% der altersbezogenen Referenzwerte auszugehen.

Angesichts der Leitfrage dieser Arbeit, wie hoch der finanzielle Mehrbedarf bei Mukoviszidose ist, wurde nun geklärt *wie hoch* der ernährungsphysiologische Bedarf ist. Zugleich muss erläutert werden, *was* die richtige Kostform ist, damit die monatlichen Kosten für die zu verzehrenden Lebensmittel kalkuliert werden können. Im nächsten Unterpunkt wird die in der Ernährungstherapie geratene Kostform erklärt, Besonderheiten in den Altersgruppen herausgestellt, sowie Maßnahmen bei Malnutrition beleuchtet.

3.1 Ernährungstherapie

Die Grundlage der Ernährung bei Mukoviszidose bildet eine ausgewogene gemischte Kost (Stern et al., 2015). Die Vollwerternährung ist eine überwiegend pflanzliche (lacto-vegetabile) Ernährungsform, bei der frische und natürliche, also ernährungsphysiologisch wertvolle Lebensmittel im Fokus stehen (Elmadfa und Leitzmann, 2004, S.618f). Der Zweck ist dabei in erster Linie die Gesundheit zu bewahren, aber auch ökologische, wirtschaftliche und soziale Aspekte spielen eine Rolle. Sie basiert auf aktuellen ernährungswissenschaftlichen Erkenntnissen und wird von der DGE empfohlen (DGE, 2017). Die Richtwerte für den Anteil an der Gesamtenergiezufuhr von den Hauptnährstoffgruppen betragen bei Kindern mehr als 50% Kohlenhydrate, 30-35% Fett und bis 20% Proteine. Für Erwachsene ist der einzig relevante Unterschied eine Senkung der Fettzufuhr auf 30%.

An dieser Stelle sei die von der DGE empfohlene Menge von mindestens 30g Ballaststoffen am Tag zu erwähnen. Die Nationale Verzehrsstudie II (Max-Rubner-Institut, 2008) kam zu dem Ergebnis, dass der Großteil der Allgemeinbevölkerung diese Empfehlung nicht erreicht. Besonders Mukoviszidosepatienten sollten ausreichend Ballaststoffe in ihren Ernährungsplan einbauen, da diese vor Begleiterscheinungen wie Obstipationen und dem typischen Darmverschluss (Distales intestinales Obstruktionssyndrom) schützen können (Schlüter, 2015).

Die Bundesanstalt für Landwirtschaft und Ernährung (BLE) veranschaulicht durch Abbildung 1 die Vollwertkost in einer täglich empfohlenen Portionsverteilung von 8 Nahrungsmittelgruppen anhand einer Ernährungspyramide. Die Basis davon bilden kalorienfreie Getränke. Darauf folgen die allgemein bekannten „5 Portionen am Tag" Gemüse und Obst und ein relativ großer Anteil an kohlenhydrathaltigen Lebensmitteln. Maßvoll sollten Milch und Milchprodukte, Fleisch und Fisch genossen werden. Zuletzt sollten tierische und pflanzliche Fette, sowie süße und sehr fettreiche Speisen, sparsam konsumiert werden.

Da der Energiebedarf bei Erkrankten mit Mukoviszidose erhöht ist, müssen sie zur Deckung eine höhere Lebensmittelmenge am Tag verzehren. Zudem sollte der Fettanteil der Nahrung nach Reinhardt et al. (2001, S.479) und Naehrig et al. (2017) auf 35-40% ansteigen. Gleichzeitig sollte die Fettsäurezusammensetzung jeweils aus einem Drittel gesättigter Fettsäuren (fortan: FS), einfach ungesättigter FS und mehrfach ungesättigter FS bestehen. Dadurch entsteht jedoch ein Widerspruch zu den Empfehlungen zur Vollwertkost, dass nämlich möglichst wenig Produkte tierischen Ursprungs mit gesättigten FS aufgenommen werden und bewusst fettärmere Varianten konsumiert werden sollten (Schlüter, 2015). Denn naheliegend ist, dass durch die großzügige Aufnahme von Speisen mit hoher Energiedichte auch höhere Mengen an gesättigten FS aufgenommen werden.

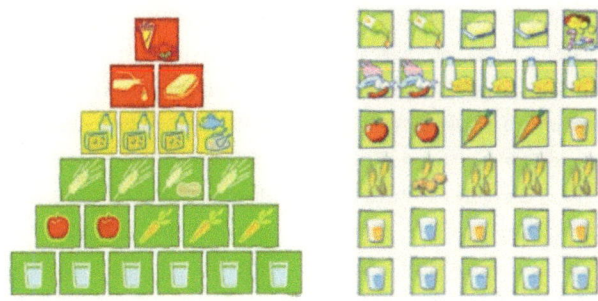

Abbildung 1: Ernährungspyramide zur Veranschaulichung der Vollwerternährung
(Quelle: http://www.bzfe.de/_data/img/Pyramide_frei.JPG)

Abbildung 2: Mukoviszidose-Ernährungswürfel zur Anpassung der ausgewogenen Kost an krankheitsspezifische Bedürfnisse
(Quelle: https://www.muko.info/fileadmin/user_upload/aks/ernaehrung/ernaehrungswuerfel-untergewicht.png)

Dies veranschaulicht der sogenannte „Ernährungswürfel" in Abbildung 2, welcher von dem „Arbeitskreis Ernährung" des Vereins für Mukoviszidose erstellt wurde (Schlüter, 2015). Er passt die Empfehlungen der Ernährungspyramide für gesunde Menschen an den gesteigerten Energiebedarf für Personen mit Mukoviszidose an. Die Anzahl an Gesamtportionen ist höher, somit können nach diesem Modell 130% der altersentsprechenden Referenzwerte erreicht werden. Die Basis bilden auch hier die Getränke, wobei eine ausreichende Trinkmenge gerade für Mukoviszidose wichtig ist, um einen zähen Zustand des Schleims möglichst zu verhindern. Die Portionen für Fleisch, Fisch und Eier wurden angehoben. Milch, Milchprodukte und Käse sollten auch vermehrt verzehrt werden, da die Patienten ein erhöhtes Risiko für Osteoporose haben. So wird eine ausreichende Versorgung an Calcium gewährleistet. Besonders im Kindesalter ist diese wichtig, weil sich zu dieser Zeit die Knochenmasse aufbaut (Schlüter, 2015).

Die Portionen für Fett wurden verdoppelt, dabei liegt bei der Beratung der Schwerpunkt auf dem Symbol mit der Ölflasche, das für pflanzliche Fette steht (Schlüter, 2015). Damit also die Patienten ein gesundes Fettsäuremuster beibehalten können, wird geraten, möglichst pflanzliche Alternativen zu bevorzugen. Währenddessen sollte die Auswahl auf mehrfach ungesättigte FS, vorzugsweise Omega-3-FS aus Seefisch getroffen werden, denn es besteht das Risiko für einen Mangel an essentiellen Fettsäuren (Reinhardt et al., 2001, S. 483; Sinaasappel et al., 2002).

Nachdem nun schon Besonderheiten in unterschiedlichen Altersgruppen genannt wurden, sollte auch die Gruppe der Säuglinge nicht unerwähnt bleiben. In den ersten 4-6 Lebensmonaten sollten sie, wie auch gesunde Babys bevorzugt gestillt werden (Reinhardt et al., 2001, S.480). Die optimale Zusammensetzung der Muttermilch wirkt sich positiv auf Gewicht und Wachstum aus. Ist dies nicht möglich, wird Säuglingsmilchnahrung verwendet. Da Mukoviszidose mit Salzverlusten einhergeht und die Muttermilch wenig Salz enthält, sind Entgleisungen des Elektrolythaushalts möglich (Reinhardt et al., 2001, S.477). Nach Bedarf kann unterstützend Kochsalz zugegeben werden. Wenn sich das Kind nicht altersgerecht in Größe und Gewicht entwickelt, kann eine Energieanreicherung mit Supplementen erfolgen (Schlüter, 2015). Diese werden im Gliederungspunkt 3.2 beleuchtet.

Gelegentlich entwickelt sich bei Patienten mit Mukoviszidose im Laufe ihres Lebens ein Diabetes mellitus. Die Prävalenz für den sogenannten *cystic fibrosis related diabetes* variiert nach Sinaasappel et al. (2002) in Europa zwischen 2,5% und 12%. Nach Reinhardt et al. (2001, S. 258) erleiden etwa 10% der Erkrankten in Deutschland diese Komorbität. Dabei handelt es sich um eine besondere Form des Diabetes, zugleich als Typ III kategorisiert. Physiologisch ist durch die Pankreasinsuffizienz sowohl die Sekretion von

Insulin gestört als auch eine Insulinresistenz ausgeprägt. Die Auswirkungen können sehr negativ auf den Krankheitsverlauf sein, den Umständen entsprechend steigt der Energiebedarf weiter an (Sinaasappel et al., 2002). Auch bei dieser Form von Diabetes ist die Verabreichung von Insulin obligatorisch (Schlüter, 2015). Eine Veränderung in der Ernährungsweise wird geraten, um den Blutzuckeranstieg nach Mahlzeiten gering zu halten. Insofern sollten eher Kohlenhydrate mit einem niedrigen glykämischen Index verzehrt werden. Im Europäischen Konsensbericht (Sinaasappel et al., 2002) wird betont, wie wichtig stabile Glukosespiegel für die Erhaltung der Lungenfunktion sind. Letztlich wird auch bei dieser Folgeerkrankung die Relevanz von Ernährungsinterventionen unterstrichen.

Eben weil die Ernährung ein wichtiges Therapieelement darstellt, kann in den betroffenen Familien psychischer Druck entstehen, den Anforderungen gerecht zu werden (Schlüter, 2015). Dies kann die Freude am Essen mindern und zu Essstörungen führen. Deswegen lautet die Devise „Normalkost vor Diät" (Reinhardt et al., 2001, S.479), denn die Patienten sollten nicht das Gefühl bekommen, mit dem Essen eine Art „Medizin" zu sich zu nehmen. Die Mahlzeiten sollten den Geschmacksbedürfnissen entsprechen, ansprechend gestaltet sein und in ungezwungener Atmosphäre zu sich genommen werden. Gerade bei Kindern ist dies von besonderer Bedeutung (Schlüter, 2015).

Die Ernährungstherapie bei Mukoviszidose ist mit ihren Interventionen in mehrere Stufen nach Altersgruppen und Schweregrad des Defizits gegliedert (Stern et al., 2015). Die Ausgangsstufe bildet die Prävention. Durch regelmäßige Kontrollen des Ernährungszustands und durch Ernährungsberatung wird Nährstoffmängeln vorgebeugt. Eine nächste Stufe mit zunehmenden Maßnahmen wird bei einer Abweichung des Verlaufs der BMI-Perzentile erreicht (Reinhardt et al., 2001, S.481). Wenn bei Kindern eine Gedeihstörung vorliegt, sie über längere Zeit an Gewicht verlieren oder sie nicht an Gewicht zunehmen, muss zunächst eine behandelbare Ursache dafür ausgeschlossen werden. Danach wird die Ernährungsberatung intensiviert und eine Anreicherung der Kost vorgenommen. Bei Erwachsenen gelten ein andauernder Gewichtsverlust und ein anhand des BMI festgestelltes Untergewicht als Kriterium dafür (Stern et al., 2015). Die kalorische Anreicherung geschieht zunächst durch häusliche Mittel, wofür sich eine großzügige Verwendung von Fett eignet (Reinhardt et al., 2001, S.481). Sahne, Streichfette und Öle können in höheren Mengen verwendet werden. Auch können zusätzliche Zwischenmahlzeiten in Form von Snacks und Shakes in den täglichen Speiseplan integriert werden. Wenn die bloße Erhöhung der Kaloriendichte nicht ausreicht, wird im nächsten Schritt die ergänzende Verwendung von Energiesupplementen empfohlen, daraufhin dann hochkalorische Trinknahrung (Schlüter, 2015).

In dem Falle, dass bei Patienten trotz eben genannter Maßnahmen eine Gedeihstörung, Untergewicht oder ein bedeutender Gewichtsverlust festgestellt wurde, wird rasch invasiver Ernährungssupport geleistet (Stern et al., 2015). Damit diese nicht lange in dem Zustand der Mangelernährung verbleiben, wird eine Sondenernährung eingeleitet (Reinhardt et al., 2001, S.481f). Zunächst nur vorübergehend durch transnasale Sonden z.b. nachtsüber, später durch kontinuierliche perkutane Sonden. Bei Ausnahmezuständen kann die letzte hilfreiche Intervention eine parenterale Ernährung darstellen.

Zusammenfassend lässt sich feststellen, dass durch Mukoviszidose ein erhöhter Gesamtenergiebedarf pro Tag entsteht. Die Höhe dessen unterscheidet sich von Patient zu Patient, da er von individuellen Umständen und Komorbitäten abhängig ist. Bei einer unausgeglichenen Energiebilanz entsteht eine Malnutrition, die wiederum unterschiedliche Ursachen hat. Vor allem beruht diese auf einer Kombination aus vermehrtem Energieverbrauch und verringerter Energieaufnahme in den Organismus. Die Energiedefizite entstehen aus medizinischen Gründen, v.a. aus der Malabsorption von Fetten und aus ungenügender Energiezufuhr. Auch eine mangelnde Aufnahme von fettlöslichen Vitaminen bedingt durch die Pankreasinsuffizienz trägt zur Mangelernährung bei. Um diese zu verhindern, wird der Ernährungszustand regelmäßig überwacht. Das ernährungstherapeutische Vorgehen besteht grundsätzlich aus präventiver Beratung. Bei einer Gewichtsabweichung werden die Maßnahmen stufenweise den individuellen Ansprüchen der Patienten intensiviert und angepasst.

Im Folgenden Punkt werden kurz unterschiedliche Substituierungsmaßnahmen von Nährstoffen erläutert. Diese fallen nicht in den Rahmen der Vollwerternährung. Der Hintergrund dabei ist, an späterer Stelle dieser Arbeit die Kosten der Supplementierung anzuführen, da auch diese zu den monatlichen Ernährungskosten beitragen können.

3.2 Supplemente

Bei Mukoviszidose werden unter Umständen verschiedene Supplemente verabreicht. Diese werden nachfolgend vorgestellt.

Wie oben erwähnt werden bei unzureichendem Gewicht eventuell kommerziell erhältliche Präparate zur Energieanreicherung als Therapiemaßnahme eingesetzt. Nach Untersuchungen wie z.B. von Reinhardt et al., (2001, S.481) wirken hochkalorische Supplemente erfolgreich und erhöhen das Gewicht signifikant. Zur Anreicherung eignet sich häufig geschmacksneutrales Maltodextrin, ein Kohlenhydrat, welches in die Nahrung eingerührt wird (Reinhardt et al., 2001, S.481; Schlüter, 2015). Außerdem sind auch zu diesem Zweck spezielle Präparate geeignet, wie eine Mischung aus Maltodextrin und einem Teil Fett. Des Weiteren sind Wasser-Fett-Emulsionen zu nennen, welche zu 50% aus Fett bestehen und sich somit besonders gut zur Anreicherung mit Fetten eignen. Im Gegensatz dazu enthalten Fett-Kohlenhydrat-Mischungen nur 25% Fett. Eine noch höherkalorische Form von 1kcal/ml ist in Trinknahrung zu finden (Schlüter, 2015). Diese kann sowohl im Pulver- oder bereits trinkbarem Zustand zubereitet sein.

Bei Patienten mit exokriner Pankreasinsuffizienz müssen fettlösliche Vitamine substituiert werden (Sinaasappel et al., 2002; Stern et al., 2015). Die Überprüfung des Vitaminstatus erfolgt regelmäßig, sodass nach der Feststellung eines Mangels die Vitamine A, D, E und K nach geltenden Empfehlungen zugeführt werden können. Im Gegensatz dazu werden bis auf einige Ausnahmen andere Mikronährstoffe, also wasserlösliche Vitamine, Mineralstoffe und Spurenelemente nur bei verminderter Zufuhr von Nahrung verabreicht.

Möglich ist auch die Supplementierung essentieller und langkettiger mehrfach ungesättigter Fettsäuren (Hollander et al., 2017; Rodeck und Zimmer, 2013, S. 621; Stern et al., 2015). Die wissenschaftliche Evidenz ist zwar nicht für eine allgemeine Empfehlung ausreichend, aber eine Verbesserung der Lungenfunktion und antiinflammatorische Effekte sind wahrscheinlich. Außerdem weisen Patienten häufig zu niedrige Spiegel dieser FS auf (Sinaasappel et al., 2002). Aus diesen Gründen können Supplemente wie Fischölkapseln empfohlen werden (Reinhardt et al., 2001, S. 479).

Resümierend ist auch auf die Frage der Empfehlungen zur Supplementierung von Nährstoffen keine verallgemeinernde Antwort zu geben. Die persönliche Stoffwechselsituation führt zu einem individuellen Nährstoffstatus, der für die Verabreichungsart und -menge maßgeblich ist. Dennoch ist eine Supplementierung aus oben genannten Gründen häufig in Erwägung zu ziehen.

4 Ermittlung des finanziellen Mehrbedarfs bei Mukoviszidose

Nachdem in Kapitel 3 die ernährungswissenschaftliche Grundlage für die eingangs gestellte Frage gelegt wurde, kann vor diesem Hintergrund nun der praktische finanzielle Ernährungsbedarf von Patienten mit Mukoviszidose untersucht werden. Im Folgenden wird eine Vorgehensweise zur Ermittlung vorgestellt. Die Vorgehensweise dabei ist nämlich, die monatlichen Ernährungskosten von Gesunden, den Bedürfnissen Erkrankter anzupassen. Dies geschieht in Kapitel 4.3. Der Verbraucherpreisindex stellt dafür ein wichtiges Instrument dar, welcher kurz zuvor im Kapitel 4.2 erläutert wird. Im darauffolgenden letzten

Kapitel werden dann die hier ermittelten Ausgaben mit dem aktuell gewährten Mehrbedarf verglichen und bewertet.

4.1 Kosten von vollwertiger Ernährung

Die Diskussion, wie finanzierbar eine vollwertige und gesunde Ernährung ist, wird heutzutage in vielen Privathaushalten und Verpflegungseinrichtungen, aber auch unter Wissenschaftlern auf der ganzen Welt geführt (Jetter et al., 2019; Karg, 2008; Mertens et al., 2007). Gerade bei sozial schwach gestellten Familien, also hierzulande bei Personen die Sozialleistungen beziehen, gewinnt diese Frage an Bedeutung. In diesem Zuge wird häufig ein Vergleich mit üblichen Ernährungsweisen angestrebt, um herauszufinden, welche von ihnen erschwinglicher ist. Herkömmliche Kostformen bedeuten häufig zwar eine ausreichende Versorgung (oder Überversorgung) mit Energie, aber eine Unterversorgung mit Mikronährstoffen (DGE, 2016). Im Gegensatz dazu spiegelt die vollwertige Ernährung eine gesunde und ausgewogene Kostform wider.

Die Deutsche Gesellschaft für Ernährung veranlasste aufgrund dieser Problemstellung im Jahr 2008 eine wissenschaftliche Ausarbeitung im Rahmen des Themas der monatlichen Ernährungskosten für Erwachsene (Karg et al., 2008). Diese wird in den nächsten Absätzen vorgestellt. Zunächst wird die Herangehensweise der DGE mit den ihr zugrundeliegenden Daten erläutert. Darauffolgend wird die Methode der Berechnung dargestellt und schließlich die Ergebnisse. Im Anschluss wird eine Studie vom Forschungsinstitut für Kinderernährung aufgezeigt, welche die Kosten für eine vollwertige Ernährung von Kindern erhoben hat (Kersting und Clausen 2007).

Als Basis für die Untersuchung dienten vor allem zwei Datengrundlagen (Karg et al., 2008). Einerseits ein von der DGE erstellter sogenannter „Ernährungskreis" als beispielhafte Auswahl von vollwertigen Lebensmitteln. Andererseits dienten die Ergebnisse der Einkommens- und Verbrauchsstichprobe (EVS) aus dem Jahr 2003 der Kostenberechnung. Die Zusammenführung beider Variablen, also zum einen der zu verzehrenden Menge und zum anderen den durchschnittlichen Ausgaben, macht eine Berechnung der Ernährungskosten möglich.

Der Ernährungskreis der DGE (DGE, 2019) gründet sich auf den bereits erwähnten Empfehlungen der vollwertigen Ernährung. Er beschreibt exemplarische Vorschläge der Mengen innerhalb unterschiedlicher Nahrungsmittelgruppen für einen Tag. Wenn im Durchschnitt nach diesem Verhältnis die Lebensmittel in bedarfsgerechten Mengen verzehrt werden würden, wären die D-A-CH Referenzwerte für jegliche Nährstoffgruppen gedeckt (Karg et al., 2008).

Die Einkommens- und Verbrauchsstichprobe ist eine regelmäßige amtliche Erhebung in Privathaushalten (Statistisches Bundesamt, 2017). Dazu geben Haushalte freiwillige Informationen zu ihren Einnahmen und Ausgaben, zu ihren Vermögenswerten und Gebrauchsgegenständen. Das Statistische Bundesamt (fortan: Destatis) repräsentiert durch die gewonnenen Daten alle fünf Jahre die sozioökonomische Struktur in Deutschland. Durch den Einblick in den Lebensstandard führen die Ergebnisse häufig zur Aktualisierung von Empfehlungen, wie z.B. der Erhöhung des Hartz-IV Regelsatzes (Bundesministerium für Arbeit und Soziales, 2006). Für die vorliegende Ausarbeitung sind die Daten über tatsächliche Einkaufsmengen von Lebensmitteln und Getränken sowie die damit verbundenen Ausgaben von Bedeutung (Karg et al., 2008).

Zuerst war es nötig, die Daten des Ernährungskreises und der EVS aufzuarbeiten (Karg et al., 2008). Erstere mussten von Verzehrmengen in Einkaufsmengen umgewandelt werden. Dabei war wichtig, Verluste durch die Lagerung und Zubereitung (z.B. bei Kartoffelschalen) zu berücksichtigen. Ein Umrechnungsfaktor stellte dar, welche Menge eines Lebensmittels eingekauft werden müsse, um den vorgegebenen Mengenangaben zur Vollwertkost zu entsprechen. Da sich die Klassifizierung der Nahrungsmittel in der EVS von der im Ernährungskreis unterschieden hat, wurden sie einzeln in die Lebensmittelgruppen der EVS eingeordnet. Bei den Ergebnissen der EVS wurden „Einkaufspreisniveaus" bestimmt. Diese sollten die unterschiedlichen Preisverhältnisse für ein gleiches Produkt darstellen, die abhängig davon sind, ob das Produkt z.B. im Supermarkt, im Discounter oder in Sonderangeboten eingekauft wurde (Karg et al., 2008).

Bei der Kostenberechnung wurden zunächst Lebensmittelpreise ermittelt. Die Methode dafür stellte folgende Formel in der Erhebung von Karg (2008) dar:

$$P_i = \frac{X_i}{Q_i} * 100$$

Dafür wurden die Ausgaben für ein beliebiges Lebensmittel (X_i) in €/Monat durch die gekaufte Menge (Q_i) in g/Monat geteilt. Das Ergebnis P_i ist der Preis für jenes in €/100g. Die Ergebnisse der unterschiedlichen Einkaufspreisniveaus wurden in mehrere Perzentile umgewandelt, welche das Kaufverhalten widerspiegeln.

Schließlich ergaben die Ausgabenberechnungen für das Jahr 2003 im Durchschnitt Ernährungskosten von **186€ pro Monat** (Karg et al., 2008). Es sei erwähnt, dass sich dieser Wert auf keine spezielle Personengruppe bezieht, sondern für einen durchschnittlichen

Erwachsenen steht. Wenn die Lebensmittel besonders günstig zwischen dem 10. und 25. Perzentil eingekauft werden, sinken die Kosten auf **92€ bis 119€** im Monat. Durch den Einkauf in Premiumgeschäften steigen die monatlichen Kosten zwischen dem 75. und 90. Perzentil jedoch auf 220€ bis 292€. Da Lebensmittel meist nicht in selbstbestimmten Mengen eingekauft werden können, werden die herkömmlichen Verkaufsmengen durch Verpackungs- und Gebindegrößen bestimmt. Die theoretischen Ausgaben erhöhen sich nach Berücksichtigung dieses Faktors in der Theorie um 87€ pro Woche und Person. In der Praxis werden dadurch gebildete Vorräte aber ebenfalls verzehrt. In Haushalten wäre dieser Wert also kleiner.

Damit die Ergebnisse der monatlichen Kostenausgaben für eine vollwertige Ernährung auch für diese Arbeit eine Bedeutung gewinnen, muss das Datum der Erhebung berücksichtigt werden. Die Preisberechnungen basierten auf das Jahr 2003 (Karg, 2008). Da sich das Preisniveau im Zeitverlauf ändert, können die Ergebnisse nicht ohne Fehler in das Jahr 2019 übernommen werden. Es ist also davon auszugehen, dass die heutigen Lebensmittelpreise höher liegen als vor 16 Jahren. Im nächsten Unterpunkt wird erläutert, wie groß diese Veränderung ist.

Nachdem die durchschnittlichen monatlichen Ernährungskosten bei Erwachsenen ergründet wurden gilt es noch, den finanziellen Bedarf bei Kindern herauszufinden. Eine Erhebung von Kersting und Clausen (2007) des Forschungsinstituts für Kinderernährung berechnete die Kosten der Tagesernährung pro Kind für unterschiedliche Altersgruppen.

Auch dort wurden die Lebensmittelmengen nach den Kriterien für die Vollwerternährung ausgewählt und verschiedene Einkaufspreisniveaus ermittelt (Kersting und Clausen, 2007). Die Ergebnisse der preiswertesten Einkaufsstätte, des Discountladens, haben die größte Bedeutung für die vorliegende Arbeit. Es ist nämlich naheliegend, dass Sozialhilfeempfänger bei ihren Einkäufen eher in der niedrigen Preiskategorie bleiben müssen. Aus den dort erhobenen Ergebnissen geht hervor, dass die Ernährungskosten mit dem Alter zunehmen. Zuerst betragen die mittleren Ernährungskosten bis zum Alter von 5 Jahren noch 55€, wobei sie für Jugendliche ab 15 Jahren sogar mehr als doppelt so hoch sind. Die durchschnittlichen Kosten für alle Altersgruppen betragen **97€** pro Monat. Wenn die Produkte jedoch teurer oder sogar aus ökologischer Herstellung eingekauft werden, können die mittleren Kosten sich im Vergleich zum Discounterpreis sogar mehr als verdreifachen (Kersting und Clausen, 2007).

Resümierend kann festgehalten werden, dass die Kosten einer Vollwerternährung vom individuellen Nährstoffbedarf und dem Einkaufsverhalten des Einzelnen abhängig sind

(Kersting, Clausen, 2007). Bei einem niedrigen Einkaufspreisniveau belaufen sich die Ernährungskosten während des Jahrs 2003 auf mindestens 92€ - 119€ pro Monat für Erwachsene. Die Kosten für die Kinderernährung variieren nach Altersgruppen im Jahr 2007, beim Einkauf in Discountläden zwischen 55€ und 140€ pro Monat. Während dieses Vergleichs fällt auf, dass die Ernährungskosten bei Jugendlichen höher sind als bei Erwachsenen. Das liegt zum einen an dem erhöhten Energiebedarf während der Pubertät (DGE, 2018). Zum anderen können unterschiedliche Erhebungsmethoden dafür eine Ursache darstellen. Ebenfalls bedingt der zeitliche Abstand zwischen den Untersuchungen die Vergleichbarkeit. Denn Lebensmittel werden grundsätzlich im Zeitverlauf durch Ansteigen des Preisniveaus teurer. Der folgende Gliederungspunkt beschäftigt sich mit genau dieser Entwicklung.

4.2 Der Verbraucherpreisindex

Da ein zentraler Aspekt dieser Arbeit die Überprüfung der heutigen Gültigkeit der Krankenkostzulage bei Mukoviszidose darstellt, sind einige Aktualisierungen nötig. Zum einen stammen die vom Deutschen Verein verbindlich ausgesprochenen Empfehlungen aus dem Jahr 2015. Zum anderen liegen die Ergebnisse der wissenschaftlichen Untersuchungen zu den Ernährungsausgaben bei Kindern und Erwachsenen ebenfalls einige Jahre in der Vergangenheit (2003 und 2007). Damit diese auf den Bedarf mit Mukoviszidose angepasst werden können, müssen die Preise für das Jahr 2019 aktualisiert werden. Dies ist mittels des Verbraucherpreisindex möglich.

Ein Preisindex ist eine volkswirtschaftliche Kennzahl, welche die durchschnittliche Preisentwicklung mittels eines Warenkorbs misst (Schmidt, 2018). Er gibt die Verteuerung oder Vergünstigung der Lebenserhaltungskosten für Privathaushalte an und dient somit als Parameter für die Inflation bzw. Deflation. Dazu wird ermittelt, wie sich die Preise von Gütern innerhalb eines repräsentativen Warenkorbs entwickeln. Dies geschieht, indem ein Ausgangszeitpunkt mit dem Wert 100 definiert wird, auf welchen in anderen Zeitpunkten Bezug genommen wird (Schmidt, 2018). Liegt das Ergebnis der Preisentwicklung am neuen Zeitpunkt unter 100, nennt man diesen Prozess Deflation. Wenn dagegen der Index den Wert 100 übersteigt, wird er Inflation genannt. Der **Vebraucherpreisindex** (fortan: VPI) für Deutschland gilt folglich als zentraler Indikator für die Entwicklung des Geldwerts (Destatis, 2019a). Die prozentuale Änderung des VPI gegenüber des Vorjahreszeitraums wird schließlich als Inflations- oder Teuerungsrate bezeichnet.

Der VPI beschreibt die durchschnittliche prozentuale Änderung des Preisniveaus für Konsumgüter bei Privathaushalten (Destatis, 2019a). Er ist genau wie die EVS ein Teil der amtlichen Statistik und hat eine gesetzliche Grundlage. Jeden Monat wird dieser mathematisch mit Hilfe des Laspeyres-Index durch das Statistische Bundesamt berechnet (Woeckener, 2013, S.166). Die Berechnung der Preisänderung ergibt sich aus dem Vergleich des aktuellen Indexstandes mit dem Indexstand im Vorjahr. Alle fünf Jahre wird das Basisjahr mit dem zugehörigen Warenkorb (Index =100) aktualisiert, derzeit ist es das Jahr 2015. Das Ergebnis wird dann als Indexzahl im Vergleich zum Basisjahr aufgezeigt (Schmidt, 2018).

Der zur Berechnung erforderliche Warenkorb erfasst alle Waren und Dienstleistungen in rund 650 verschiedenen Güterarten. Darunter fallen Güter des täglichen Gebrauchs wie z.B. Bekleidung, Miete und selbstverständlich Nahrungsmittel sowie Gebrauchsgüter und jegliche Dienstleistungen (Destatis, 2019a). Dieser Warenkorb wird, wie bereits erwähnt, in einem festen Rhythmus aktualisiert. Ständig erneuert wird dahingegen die Auswahl konkreter Produkte, die die jeweilige Vertretung der Gütergruppe darstellen. Der Zweck dabei ist, den typischen Verbrauchsgewohnheiten zu entsprechen. Denn das Verbraucherverhalten kann sich aufgrund der Angebotssituation auf dem Markt regelmäßig ändern (Destatis, 2019a).

Da sich die Preise bei jeder Güterart unterschiedlich entwickeln können, werden die einzelnen Güter nach dem sogenannten „Wägungsschema" gewichtet. Dieser Schritt erfolgt nach der Einteilung der Güterarten und der Auswahl der repräsentativen Güter. Das Schema spiegelt die durchschnittlichen Anteile der Ausgaben der Verbraucher für die jeweilige Gütergruppe wider (Schmidt, 2018). Hierfür bildet wiederum die EVS die Grundlage (Destatis, 2019a). Mit dieser festgelegten Gewichtung gehen die Preisveränderungen der Güter dann in den VPI ein. Dies ist für eine möglichst realistische Darstellung der Preisentwicklung von besonderer Bedeutung, da so die einzelnen Gruppen nur mit dem ihnen zugestandenen Ausgabenanteil in die Berechnung einfließen (Destatis, 2019a). Folglich lassen sich die einzelnen Preisentwicklungen gesondert von der allgemeinen Änderung des Preisniveaus betrachten.

Aus den Betrachtungen der Verwendung und der Methodik der Berechnung des VPI geht eine Möglichkeit zur Aktualisierung der Ernährungskosten hervor. In den nächsten Absätzen werden die erhobenen Ernährungsausgaben für Kinder und Erwachsene aktualisiert. Die Inflationsrate wird durch die Berechnung der prozentualen

Veränderungsrate aus zwei Indexständen ermittelt. Eine einfache folgende Formel vom Destatis (2019b) dient dafür als Basis:

$$Inflationsrate = \frac{neuer\ Indexstand}{alter\ Indexstand} * 100 - 100$$

Mithilfe des VPI für Deutschland in den Jahren 2003-2019 (siehe Anhang) lassen sich nun Berechnungen durchführen. Erstens müssen die Ergebnisse der Erhebung der DGE von Karg (2008) durch den Vergleich der entnommenen Indexstände für Nahrungsmittel und alkoholfreie Getränke von 2003 und Juli 2019 eine Preissteigerung von rund 35% erfahren. Zweitens ist eine Ausgabenerhöhung von zusätzlich rund 28% für die Kinderernährung (Kersting und Clausen, 2007) zu addieren. Die für 2019 aktualisierten Werte werden um die jeweilige Veränderungsrate erhöht. Sie werden in der Tab. 4 dargestellt. Durch die aktualisierten Preisniveaus rangieren die theoretischen monatlichen Ernährungsausgaben für Kinder bei einer preisbewussten Einkaufsweise je nach Altersgruppe zwischen **70€ und 178€** pro Monat. Für Erwachsene liegen die Kosten bei einer vergleichbaren Einkaufsstätte im Bereich von **124€ bis 160€**. Die Aktualisierung der durchschnittlichen Ausgaben von Verbrauchern für Lebensmittel und alkoholfreie Getränke ergibt jedoch sogar monatliche Kosten von **250€** pro Person. Hinzu kommen noch die Kosten, die durch Verpackungs- und Gebindegrößen entstehen (Karg et al., 2008). Die berechneten Beträge stellen somit die Kosten im Minimum unter optimalen Einkaufsbedingungen dar.

Tabelle 4: Kosten der Vollwerternährung in Abhängigkeit vom Alter (verändert nach Kersting, Clausen, 2007).

Alter in Jahren	Ø finanzieller Bedarf pro Monat
2 - 3	70€
4 - 6	93€
7 - 9	115€
10 - 12	136€
13 - 14	155€
15 -18	178€
> 18	124 – 160€

Da nun aktuelle Daten über die monatlichen Kosten für eine vollwertige Ernährung bei den für Mukoviszidose relevanten Altersgruppen vorliegen, kann nun der finanzielle Bedarf an den Energiebedarf mit dieser Krankheit angepasst werden. Im folgenden Kapitel geschieht dies.

4.3 Berechnung des finanziellen Bedarfs angepasst an Mukoviszidose

In den vorangegangenen Kapiteln wurde schon herausgestellt, dass Patienten mit Mukoviszidose einen höheren Energiebedarf haben und deswegen hochkalorische Kost benötigen. Die Basis bietet zwar wie bei gesunden Menschen die Vollwerternährung, jedoch ist eine Erhöhung der zugeführten Energiemenge nötig. Durch den individuellen Verlauf der Krankheit richtet sich der Mehrbedarf immer nach den unterschiedlich hohen Werten, die den Energiebedarf betreffen.

Die nachfolgende Tab. 5 bildet den letztendlichen finanziellen Bedarf bei Patienten mit Mukoviszidose ab. Die auf den beiden Erhebungen von Kersting et al. (2007) und Karg et al. (2008) basierenden Ergebnisse wurden nach der Aktualisierung mithilfe der Teuerungsrate nun auf den Mehrbedarf mit Mukoviszidose angepasst. Dazu wurden die in Kapitel 4.2 ermittelten Werte mit dem zusätzlichen Energiebedarf addiert. Da die allgemeinen Empfehlungen zur Höhe des Energiebedarfs eine große Spanne aufweisen, werden die Ernährungskosten für 110%, 120%, 130% und 150% der altersbezogenen Referenzwerte dargestellt. Diese decken den Großteil der Patienten ab (Sinaasappel et al., 2002; Stern et al., 2015). Letztlich spiegeln die einzelnen Zahlen in Tab. 5 (S.25) die durchschnittlichen Einkaufsausgaben pro Monat für Nahrungsmittel und alkoholfreie Getränke bei einer preisgünstigen Lebensmittelwahl wider. Nur der kursiv markierte Wert bei den Kosten für Erwachsene zeigt einen Mittelwert zwischen teuer und günstig eingekauften Lebensmitteln. Dieser ist, wie man sieht mindestens 100€ pro Monat größer. Schließlich sind diese tatsächlichen Ausgaben Grundlage für die spätere Beurteilung der jetzigen Krankenkostzulage.

Nach dieser Betrachtung ist noch Aufmerksamkeit auf weitere Empfehlungen bei Mukoviszidose zu legen, da die Ernährungstherapie ja aus mehreren Stufen besteht. Wenn es nach individuellem Ermessen nötig ist, Supplemente zu verabreichen, verursachen diese zusätzliche monatliche Kosten. Wie hoch diese theoretisch ausfallen können, wird im Anschluss erläutert.

Tabelle 5: monatliche Ernährungskosten bei Mukoviszidose, geordnet nach Altersgruppen und Energiebedarfsstufen (eigene Darstellung)

Kosten pro Mehrbedarf / Alter	110%	120%	130%	150%
2-3	77€	84€	91€	105€
4-6	102€	112€	130€	140€
7-9	127€	138€	150€	173€
10-12	150€	163€	177€	204€
13-14	171€	186€	202€	233€
15-17	196€	214€	231€	267€
≥18	136€ - 176€ Ø 276€	149€ - 192€ Ø 300€	161€ - 208€ Ø 325€	186€ - 240€ Ø 375€

4.4 Extrakosten bei Supplementen

Wie schon in Kapitel 3.2 erklärt, wird bei Mukoviszidose manchmal eine Substituierung von Nährstoffen nötig. Oftmals werden zur Anreicherung mit Energie diätetische Nahrungsmittel genutzt. Diese stellen einen Kostenfaktor dar und können, wenn sie gewisse Anforderungen erfüllen, verordnungsfähig sein (Reinhardt et al., 2001, S.481, Nutricia Metabolics, 2019). In den nächsten Absätzen werden die Ergebnisse einer eigenen Recherche zu den Kosten dargestellt.

Das aus Maisstärke gewonnene Nahrungsergänzungsmittel *Maltodextrin* wird zur Energieanreicherung in die Mahlzeit eingerührt (Schlüter, 2015). Die Dosierung geschieht in 12,5g - 25g pro Mahlzeit, wovon jede Einheit etwa 50kcal enthält (Nutricia Metabolics, 2019) . Die Kosten für einen Kilogramm belaufen sich auf rund **15€/kg** (Shop-Apotheke, 2019). Eine übliche 750g Packung würde somit bei einem Preis von 11€ für 30 bzw. 60 Tage reichen. Ein anderes häufiges Mittel zur Anreicherung stellt *BiCal dar*, eine Kombination aus Maltodextrin und 25% Fett (Reinhardt et al., 2001, S.481). Dieses hat mit **50€/kg** einen höheren Preis als reines Maltodextrin und enthält pro Portion (20g) 100kcal (Shop-Apotheke, 2019). Eine weitere Art diätetischer Lebensmittel stellen Wasser-Fett Emulsionen wie z.B. *Liquigen* dar (Reinhardt et al., 2001, S.481). Sie bestehen im Verhältnis 1:1 aus Wasser und Fett, bei einem Energiegehalt von 450kcal pro 100ml (Nutricia Metabolics, 2019). Die Dosierung ist von dem Alter, Gewicht und der Stoffwechselsituation des Patienten abhängig. Die Kosten **pro Liter** liegen bei **140€** (Mein Pharmaversand, 2019). Wenn die bloße Energieanreicherung von Mahlzeiten nicht den gewünschten Effekt erzielt, kann hochkalorische Trinknahrung zur Supplementierung verwendet werden. Diese gibt es in unterschiedlichen Ausführungen, um auf individuelle

Mängelzustände einzugehen. Eine trinkfertige Form stellt z.B. Fresubin mit 150kcal/100ml dar (Shop-Apotheke, 2019). **1 Liter** der Lösung kostet etwa **16€**. Abschließend bleibt festzuhalten, dass die Preisspanne von Zubereitungen zur Supplementierung relativ breit ist. Welches Mittel eingesetzt wird, wird von den Bedürfnissen des Patienten bestimmt.

Nun eine Ausführung zu der Substituierung von fettlöslichen Vitaminen und Vitamin B12. Diese sind kommerziell in Tablettenform erhältlich. 50 Stück von ihnen kosten je nach Vitamin zwischen 4€ und 50€ (Shop-Apotheke, 2019). Dabei ist die Dosierung vom individuellen Bedarf abhängig. Da in einigen Fällen auch essentielle FS und langkettige ungesättigte FS therapeutisch eingesetzt werden, passt auch an dieser Stelle ein beispielhafter Preis aus dem Internet: Eine Fischölkapsel kostet etwa 0,15€ (Shop-Apotheke, 2019). Die Verzehrsempfehlung liegt bei 1-5 Kapseln am Tag, was monatlich Kosten von 5€ bis 23€ pro Monat entspricht.

Zusammenfassend lässt sich schließen, dass auch Substituierungsmaßnahmen einen Anteil an den monatlichen Kosten für Ernährung haben können. Schon die grobe Betrachtung hat gezeigt, dass mindestens 20€ Zusatzkosten dadurch entstehen können. Je nach den individuellen Bedürfnissen kann dieser Betrag auf weit über 100€ ansteigen. Schließlich sollten auch Supplemente in der Kostenbeurteilung berücksichtigt werden. Nach dieser Betrachtung kann auf die eingangs gestellte Leitfrage zurückgegangen werden, nämlich wie hoch der finanzielle Bedarf bei Mukoviszidose ausgesprochen werden sollte.

5 Aktualisierung der Empfehlung des Deutschen Vereins für private und öffentliche Fürsorge

Im folgenden letzten Abschnitt dieser Arbeit wird die vom Deutschen Verein gewährte Krankenkostzulage mit den tatsächlichen Kosten für eine vollwertige Ernährung verglichen und mit dem wissenschaftlichen Stand diskutiert. Es wird beantwortet, ob die zurzeit gewährte Sozialhilfe für eine Vollwerternährung bei Mukoviszidose ausreicht und wenn nicht, inwieweit sie verändert werden sollte. Anschließend wird ein Ausblick gegeben, welche Faktoren bei einer Neubeurteilung ebenfalls beachtet werden sollten.

Im Jahr 2014 wurde wie schon in der Einleitung erwähnt eine Empfehlung zur Steigerung der Sozialleistungen in Höhe von 10% des Regelbedarfs ausgesprochen (Deutscher

Verein, 2014). Nach der Verrechnung des Verpflegungsanteils mit der Krankenkostzulage stehen den Altersgruppen die in Tab. 5 dargestellten Beträge für die monatliche Ernährung zur Verfügung. Der Verpflegungsanteil ist vom Alter abhängig. Für Kinder von 0 – 5 Jahren sowie für Erwachsene beträgt er 35%, bei älteren Kindern zwischen 6 und 13 Jahren liegt er mit 40% etwas darüber. Für Jugendliche liegt der Anteil sogar bei 47% des Regelsatzes ("Hartz 4 Regelsatz," 2019). Der vorgeschriebene Betrag ist bei Erwachsenen davon abhängig, ob sie allein oder in einer Bedarfsgemeinschaft wohnen. Für Kinder und Jugendliche ist die Regelleistung je jünger sie sind geringer ("Hartz 4 Regelsatz," 2019).

Tabelle 6: Übersicht der Sozialleistungen zur Deckung der Ernährungskosten bei Mukoviszidose (modifiziert nach "Hartz 4 Regelsatz," 2019; Proksch, 2019).

Altersstufe in Jahren	Höhe der Sozialleistung
0 - 5	110€
6 - 13	152€
14 - 17	184€
unter 25 im Haushalt der Eltern	153€
Erwachsene innerhalb einer Bedarfsgemeinschaft	172€
alleinstehende Erwachsene	190€

Werden nun die gewährten monatlichen Sozialleistungen mit den durchschnittlichen Ernährungskosten aus Tab. 4 (S.25) verglichen, fällt schnell auf, dass das Alter und der Mehrbedarf des einzelnen Patienten entscheiden, ob eine bedarfsgerechte Kost realisierbar ist. Dies wird zur besseren Übersicht im Anhang 1 mithilfe von grün und rot markierten Zahlen veranschaulicht. Die grün markierten Werte stehen für die Umstände, in denen die Krankenkostzulage für die Ernährung bei Mukoviszidose ausreichend ist. Die rot markierten repräsentieren jedoch die Fälle, in denen keine bedarfsgerechte Ernährung möglich ist. Daraus lassen sich unterschiedliche Schlüsse aus den Ergebnissen ziehen. Diese werden in den nächsten Absätzen dargestellt.

Bereits in der niedrigsten Stufe von 10% mehr Energiebedarf ist die Sozialleistung bei Jugendlichen im Alter von 15-17 Jahren unzureichend, obwohl der Verpflegungsanteil bei pubertierenden Jugendlichen sowieso höher liegt als beim Eintritt in das offizielle Erwachsenenalter. Dennoch kann der momentane Regelsatz den Anforderungen für die Energieaufnahme nicht gerecht werden. Im weiteren Altersverlauf sinkt ab 18 Jahren der zugestandene Betrag für junge Erwachsene plötzlich um 30€, falls sie noch im elterlichen Haushalt wohnen. Das lässt eine Differenz von über 40€ zu den durchschnittlichen Kosten pro Monat entstehen. Es liegt nahe, dass gerade bei einer chronischen Krankheit wie

Mukoviszidose Jugendliche wegen häufiger gesundheitlicher Komplikationen länger bei ihren Eltern wohnen bleiben als gesunde Altersgenossen. Jedoch würde selbst eine Erhöhung auf den Regelsatz für alleinstehende Erwachsene nicht ausreichen, um die Kosten zu decken.

Verallgemeinernd lässt sich aus dem Vergleich für Minderjährige schlussfolgern, dass bei einer Energiebedarfssteigerung von 20% keine angemessene Ernährung ab 13 Jahren mehr möglich ist, bei 30% bereits ab 10 Jahren und bei 50% schon ab einem Alter von 4 Jahren.

Bei erwachsenen Patienten ist entscheidend, ob sie alleine oder in einer Bedarfsgemeinschaft leben. Wenn sie mit anderen Personen zusammenwohnen, ist die Krankenkostzulage bei einem Energiebedarf von 110%-120% ausreichend. Dieses gilt aber nur bei der Ausschöpfung von niedrigpreisigen Angeboten in Discountläden, bei Einkaufspreisen bei der 10. Perzentile (Karg et al., 2008). Schon die Kosten ab der 25. Perzentile sind zu hoch, um mit den aktuellen Leistungen bezahlt zu werden. Nur als alleinstehender Erwachsener wäre die Kostendeckung bei einer preisbewussten Einkaufsweise zu decken, jedoch auch nur bei einem Mehrbedarf von 10%. Darüber hinaus können bei gängigem Einkaufsverhalten, also dem Durchschnitt aus der niedrigen und der höheren Preiskategorie, die Kosten bei keiner einzigen Bedarfsstufe gedeckt werden (Karg et al., 2008).

Daraus lässt sich resümieren, dass die Krankenkostzulage bei Mukoviszidose in vielen Fällen nicht ausreicht. Je höher der Mehrbedarf ist, desto dramatischer ist die Deckungslücke. Zu beachten ist, dass die in Tab. 4 dargestellten Mehrbedarfe nur die am häufigsten Auftretenden sind. Denn wie in Kapitel 3 erläutert wurde, kann der Energiebedarf in manchen Fällen auf bis zu 200% der entsprechenden Referenzwerte ansteigen. Die Empfehlung des Deutschen Vereins ist pauschalisiert, was bei Mukoviszidose durch den individuellen Bedarf einfach nicht angemessen ist. Abgesehen davon versagt diese schon im Jugendalter in der geringsten Stufe des Mehrbedarfs. Eine vollwertige Ernährungsweise ist also in vielen Fällen nicht praktizierbar, obwohl die Rolle in der Therapie so bedeutend ist. Nach diesem Vergleich stellt sich die Frage, wie die Krankenzulage in diesem Maße bloß unterschätzt werden konnte.

Diese Frage stellt einen weiteren Kritikpunkt dar, denn die vom Deutschen Verein ausgesprochenen Empfehlungen sind nicht transparent. Die Aussagen stützen sich zwar auf einen interdisziplinären Zusammenschluss aus Fachkräften, haben aber anstatt spezifischer Daten - wie aus einer Studie oder einem Gutachten - nur Erfahrungswerte als

Grundlage. In den Empfehlungen werden weder konkrete Zahlen genannt noch Modellberechnungen durchgeführt. Dadurch ist unklar, wie diese zustande kommen.

Damit die Krankenkostzulage jeden Mehrbedarf abdeckt, muss zwischen den Bedarfsstufen und den Altersgruppen differenziert werden. In Tab. 6 werden die aktualisierten Erhöhungen in der Farbe Blau dargestellt. Die grünen 10% zeigen die Fälle, in denen die aktuelle Zulage ausreicht. Die Prozentzahlen stehen für den Anteil des Regelsatzes, der die entstehenden Ernährungskosten bei Mukoviszidose decken würde. Es ist zu sehen, dass die Werte zwischen 15% und 40% des Regelsatzes schwanken. Insgesamt wird ein differenziertes Bild der unterschiedlichen finanziellen Bedürfnisse von Erkrankten gezeigt.

Tabelle 7: Aktualisierung der Krankenkostzulage zur Deckung der Ernährungsausgaben gestaffelt nach Alters-und Energiebedarfsstufe in Prozent des Regelsatzes
(eigene Darstellung)

Energiebedarf / Alter	110%	120%	130%	150%
2-3	10%	10%	10%	10%
4-6	10%	10%	10%	25%
7-9	10%	10%	10%	20%
10-12	10%	10%	20%	30%
13-14	10%	25%	30%	40%
15-17	15%	20%	25%	40%
≥ 18	10% - 20%	15% - 25%	15% - 30%	25% - 40%

Bei einer Neukalkulation der Krankenkostzulage können auch noch weitere Aspekte in Betracht gezogen werden, welche den finanziellen Bedarf erhöhen können. Diese sind direkt mit der empfohlenen Ernährungsweise bei Mukoviszidose verbunden. Zunächst stellt die empfohlene Kost einen Faktor dar. Den Erkrankten wird etwa ein 5-10% höherer Fettanteil an der täglichen Ernährung zugesprochen als gesunden Menschen, damit sie hochkalorisch ist (Naehrig et al., 2017). Da besonders auch gesundheitlich hochwertige FS eingesetzt werden sollten, müssen diese auch vermehrt eingekauft werden. Diese wertvollen Fette und Öle sind meist teurer (z.B. kaltgepresstes Olivenöl) als raffinierte Öle. Zudem sollten auch an essentiellen FS reiche Fische wie Lachs vermehrt verzehrt werden, welche auch verhältnismäßig teuer sind. Damit sich also die Fettsäurespiegel bei Mukoviszidose im Normbereich bewegen können, sollte ein zusätzliches Budget für den Einkauf gesunder Fette eingeplant werden. Einen weiteren Punkt stellt eine Auffälligkeit bei der Betrachtung der Entwicklung des Preisniveaus bei Fetten und Ölen (siehe Anhang 1) dar. Die Preissteigerung innerhalb dieser Produktkategorie liegt bei beinahe 80% über die letzten 16 Jahre, wobei diese für die Gesamtheit aller Lebensmittel und Getränke nur bei 35% liegt. Dieser Aspekt bewirkt, dass die errechneten Kosten in den Erhebungen von Karg et al. (2008) und Kersting und Clausen (2007) nicht einwandfrei übertragbar sind. Bei Modellberechnungen würde man so zu höheren tatsächlichen Ernährungskosten bei Mukoviszidosepatienten kommen.

Bereits in Kapitel 4.4 wurde erläutert, dass die bei Mukoviszidose eingesetzten Supplemente regelmäßige Zusatzkosten von mindestens 20€ und weit darüber verursachen können. Ob es um die Energieanreicherung geht, Vitaminsupplemente oder der Substituierung von Fettsäuren, alle verursachen bestimmte Kosten. Da Patienten durch die häufig vorkommenden Infektionen mit Antibiotika behandelt werden, weisen viele eine gestörte Darmflora auf (Hollander et al., 2017). Jedoch kann durch die Gabe von Probiotika die Regeneration verbessert werden. Die aufkommenden Kosten von Supplementen werden jedoch nicht immer von den Krankenkassen getragen. In diesen Fällen sollte die Krankenkostzulage auch diese anfallenden Kosten mit berücksichtigen.

Am Rande sollten auch noch die Ergebnisse der in dieser Arbeit erwähnten Erhebungen diskutiert werden. Sie besagen, dass die durchschnittlichen Ernährungskosten bei deutschen Haushalten deutlich höher sind als die Regelleistungen in der Sozialhilfe. Dies bestätigt zusätzlich die „Gießener Vollwert-Ernährungsstudie" (Mertens et al., 2007). Es ist also offensichtlich, dass sich sozial schwach gestellte Haushalte nur eine sehr preisbewusste Einkaufsweise leisten können. Das wiederum erfordert gute haushälterische Fähigkeiten, trotz eines streng limitierten Budgets, für gesunde und schmackhafte Mahlzeiten zu sorgen. Bei einem kleinen finanziellen Spielraum kann es besonders schwierig sein, sich vielfältig zu ernähren. Das birgt die Gefahr, entweder die Freude am Essen zu verlieren oder auf ungesündere, preiswerte Alternativen umzuschwenken (z.B. Weißbrot statt Vollkornbrot). Studien, wie die „KiGGs" („Studie zur Gesundheit von Kindern und Jugendlichen in Deutschland") von Krug et al. (2018) beweisen, dass sozial benachteiligte Kinder und Jugendliche sich häufiger ungesund ernähren als ihre Altersgenossen in finanziell besser gestellten Familien. Diese soziale Ungleichheit ist natürlich für alle Kinder relevant, bei Mukoviszidose ist jedoch eine falsche Ernährungsweise besonders fatal für die Entwicklung der Krankheit. An dieser Stelle sollten also am besten schon die Regelsätze angehoben werden, oder im anderen Fall die Krankenkostzulagen weiter erhöht werden.

Zum Abschluss dieser Arbeit lässt sich keine einfache Antwort auf die Frage formulieren, wie hoch der Mehrbedarf bei Mukoviszidose bezüglich Krankenkostzulagen genau ist.

Durch eine beispielhafte Auswahl an verschiedenen Mehrbedarfen dient jedoch Tab. 6 als ein differenzierter Anhaltspunkt. Sie zeigt, dass die Krankenkostzulage abhängig von individuellen Umständen von 10% des Regelsatzes auf bis zu 40% ansteigen sollte. Dazu kommen bei einer genaueren Beurteilung noch andere Gesichtspunkte, die den Bedarf zusätzlich erhöhen. Der finanzielle Mehrbedarf setzt sich schließlich aus dem erhöhten Energiebedarf, den zusätzlichen Kosten der hochkalorischen Kost und der eingesetzten Supplemente zusammen. Bei einer neuen Veranschlagung sollte in jedem Fall stärker auf die persönlichen Bedürfnisse der verschiedenen Alters- und Krankheitsstufen eingegangen werden.

Literaturverzeichnis

Bundesministerium für Arbeit und Soziales, (2006). *Auswertung der Einkommens- und Verbrauchsstichprobe (EVS) 2003*. Grundlage zur Neubemessung der Regelsätze nach SGB XII. URL: http://www.sozialpolitik-aktuell.de (aufgerufen am 3.9.19).

Deutsche Gesellschaft für Ernährung (DGE), (2017). *Vollwertig essen und trinken nach den 10 Regeln der DGE*. URL: https://www.dge.de (aufgerufen am 3.9.19).

Deutsche Gesellschaft für Ernährung (DGE), (2016). *13. DGE Ernährungsbericht*. 1, Bonn. ISBN: 978-3-88749-256-4.

Deutsche Gesellschaft für Ernährung (DGE), (o.D). *Ausgewählte Fragen und Antworten zur Energiezufuhr*. URL: https://www.dge.de (aufgerufen am 26.8.19).

Deutsche Gesellschaft für Ernährung (DGE), Österreichische Gesellschaft für Ernährung (ÖGE), Schweizerische Gesellschaft für Ernährung (SGE), (2018). *D-A-CH-Referenzwerte für die Nährstoffzufuhr*. 1, Bonn: DGE. ISBN: 978-3-88749-261-8

Dorlöchter, L., Røksund, O., Helgheim, V., Rosendahl, K., Fluge, G., (2002). *Resting energy expenditure and lung disease in cystic fibrosis*. In: Journal of Cystic Fibrosis. 1. DOI: https://doi.org/10.1016/S1569-1993(02)00076-0.

Elmadfa und Leitzmann, (2004). *Ernährung des Menschen*. S. 105-119, S. 618f. 4, Stuttgart: Verlag Eugen Ulmer. ISBN: 3-8252-8036-5.

Deutscher Verein für öffentliche und private Fürsorge e.V., (2014). *Empfehlungen des Deutschen Vereins zur Gewährung von Krankenkostzulagen in der Sozialhilfe*. 4. URL: https://www.deutscher-verein.de/de/empfehlungen-stellungnahmen-2014-empfehlungen-des-deutschen-vereins-zur-gewaehrung-von-krankenkostzulagen-in-der-sozialhilfe-1226,369,1000.html (aufgerufen am 1.8.19).

ohne Verfasser, (2019). *Hartz 4 Regelsatz*. URL: https://www.hartziv.org (aufgerufen am 18.8.19).

Hollander, F.M., de Roos, N.M., Heijerman, H.G.M., (2017). The optimal approach to nutrition and cystic fibrosis: latest evidence and recommendations. In: Current Opinion in Pulmonary Medicine. 23. DOI: https://doi.org/10.1097/MCP.0000000000000430.

Jetter, K.M., Adkins, J., Cortez, S., Hopper, G.K., Shively, V., Styne, D.M., (2019). *Yes We Can: Eating Healthy on a Limited Budget*. In: Journal of Nutrition Education and Behavior. 51. DOI: https://doi.org/10.1016/j.jneb.2018.12.002.

Karg, G. Wagner K. Gedrich, K., (2008). *Lebensmittelkosten im Rahmen einer vollwertigen Ernährung*. Deutsche Gesellschaft für Ernährung. URL: https://www.dge.de/fileadmin/public/doc/ws/fachinfo/Lebensmittelkosten-vollwertige-Ernaehrung.pdf (aufgerufen am 12.8.19).

Kersting, M., Clausen, K., (2007). *Wie teuer ist eine gesunde Ernährung für Kinder und Jugendliche?* Die Lebensmittelkosten der Optimierten Mischkost als Referenz für Sozialpolitische Regelleistungen. In: Ernährungsumschau 09/07. URL: https://www.ernaehrungs-umschau.de/fileadmin/Ernaehrungs-Umschau/pdfs/pdf_2008/03_08/EU03_168_177.qxd.pdf (aufgerufen am 10.8.19)

Krug, S., Finger, J.D., Lange, C., Richter, A., Mensink, G., (2018). *KiGGS Welle 2 – Gesundheitsverhalten von Kindern und Jugendlichen.* In: Journal of Health Monitoring. DOI: https://doi.org/DOI 10.17886/RKI-GBE-2018-065.

Matel, J., Milla, C., (2009). *Nutrition in Cystic Fibrosis.* In: Seminars in Respiratory and Critical Care Medicine. DOI: https://doi.org/10.1055/s-0029-1238916.

Max Rubner-Institut, Bundesforschungsinstitut für Ernährung und Lebensmittel (2008). *Ergebnisbericht Teil 2 Nationale Verzehrsstudie II.* Die bundesweite Befragung zur Ernährung von Jugendlichen und Erwachsenen. Karlsruhe: Max Rubner-Institut. URL: https://www.bmel.de/SharedDocs/Downloads/Ernaehrung/NVS_ErgebnisberichtTeil2.pdf?__blob=publicationFile (aufgerufen am 3.9.19).

Mein Pharmaversand, (2019). *[Liquigenpreis].* URL https://www.meinpharmaversand.de (aufgerufen am 9.9.19).

Merck, D., Schubert-Zsilavecz, M., (2011). *Personalisierte Medizin: Neue Ansätze bei Mukoviszidose.* In: Pharmazeutische Zeitung Online 37/2011. URL: https://www.pharmazeutische-zeitung.de (aufgerufen am 16.7.19).

Mertens, E., Schneider, K., Claupein, E., Spiller, A., Hoffmann, I., (2007). *Lebensmittelkosten bei gesunder und üblicher Ernährung im Vergleich.* URL: https://www.uni-giessen.de/fbz/fb09/institute/ernaehrungswissenschaft/prof/nutrecol/veroeff/voeffeoe/lmko sten (aufgerufen am 30.8.19).

Naehrig, S., Chao, C.-M., Naehrlich, L., (2017). *Cystic Fibrosis.* In: Deutsches Ärzteblatt International. DOI: https://doi.org/10.3238/arztebl.2017.0564 (aufgerufen am 5.8.19).

Nutricia Metabolics, (2019). *[Informationen über Supplemente]* URL: https://www.nutricia-metabolics.de (aufgerufen am 9.9.19).

Proksch, J., (2019). *Soziale Mindestsicherung in Deutschland 2017.* Statistische Ämter des Bundes und der Länder. URL: http://www.amtliche-sozialberichterstattung.de/pdf/Soziale_Mindestsicherung_2017.pdf (aufgerufen am 20.8.19)

Reinhardt, D., Götz, M., Kraemer, R., Schöni, M.H., (2001). *Cystische Fibrose.* S. 473-482. Springer-Verlag Berlin Heidelberg. ISBN: 978-3-642-63172-6.

Rodeck, B., Zimmer, K.-P., (2013). *Pädiatrische Gastroenterologie, Hepatologie und Ernährung.* 2, Springer-Verlag Berlin Heidelberg. ISBN: 978-3-642-24709-5.

Schlüter, K., (2015). *Richtig essen bei Mukoviszidose.* Mukoviszidose e.V. URL: https://www.muko.info/fileadmin/user_upload/mediathek/sport_ernaehrung/broschuere_es sen.pdf (aufgerufen am 1.9.19).

Schmidt, K., (2018). *Definition: Preisindex und Verbraucherpreisindex für Deutschland.* Gabler Wirtschaftslexikon. URL: https://wirtschaftslexikon.gabler.de (aufgerufen am 5.9.19).

Shop-Apotheke, (2019). *[Preise von Supplementen].* URL: https://www.shop-apotheke.com (aufgerufen am 9.9.19).

Sinaasappel, M., Stern, M., Littlewood, J., Wolfe, S., Steinkamp, G., Heijerman, H.G.M., Robberecht, E., Döring, G., (2002). *Nutrition in patients with cystic fibrosis: a European*

Consensus. In: Journal of Cystic Fibrosis. DOI: https://doi.org/10.1016/S1569-1993(02)00032-2

Statistisches Bundesamt, (2019). Verbraucherpreisindices. a) *Verbraucherpreisindex* (VPI). b) *Häufig gestellte Fragen.* URL: https://www.destatis.de (aufgerufen am 4.9.19).

Statistisches Bundesamt, (2017). *Wirtschaftsrechnungen.* Einkommens- und Verbrauchsstichprobe. Aufgabe, Methode und Durchführung. Fachserie 15 Heft 7. URL: https://www.destatis.de (aufgerufen am 25.8.19).

Stern, M., Ellemunter, H., Palm, B., Posselt, H.-G., Smaczny, C., (2015). *Mukoviszidose (Cystische Fibrose): Ernährung und exokrine Pankreasinsuffizienz.* In: Leitlinien Kinder- und Jugendmedizin. DOI: https://doi.org/10.1016/B978-3-437-22061-6.50532-2

Woeckener, B., (2013). *Volkswirtschaftslehre: Eine Einführung.* S. 166. 2, Stuttgart: Springer Gabler Verlag. ISBN: 978-3-642-36130-2.

Anhang 1

A.

Übersicht des Verbraucherpreisindex im Verlauf der Jahre 2003-2018. Aus der Kategorie „Nahrungsmittel und alkoholfreie Getränke" werden die Ausgangsindexstände zur Berechnung der Teuerungsrate ausgewählt. Quelle: Genesis-Destatis (https://www-genesis.destatis.de/genesis/online;sid=93DBFEFB3D4B28B73DCF0C0709ED88A1.GO_2_2?Menu=Willkommen)

Verbraucherpreisindex: Deutschland, Jahre,
Klassifikation der Verwendungszwecke des Individualkonsums
(COICOP 2-5-Steller Hierarchie)

Verbraucherpreisindex für Deutschland
Deutschland
Verbraucherpreisindex (2015=100)

Verwendungszwecke des Individualkonsums		2003	2004	2005	2006	2007	2008	2009	2010	2011	2012	2013	2014	2015	2016	2017	2018
CC13-01	Nahrungsmittel und alkoholfreie Getränke	79,6	79,3	79,4	81	84,1	89,2	88	89,1	91,6	94,7	98,3	99,4	100	100,8	103,6	106
CC13-01	Nahrungsmittel	79,4	79,1	79	80,5	83,7	89	87,8	89,1	91,1	94,2	98,3	99,3	100	100,9	103,9	106,3
CC13-0111	Brot und Getreideerzeugnisse	79,1	79,4	79,4	79,9	82,4	88,9	89,6	89,2	91,8	95,3	97,5	98,8	100	100,6	101	102,3
CC13-0112	Fleisch und Fleischwaren	81,6	81,5	81,6	82,2	83,7	86,9	88,8	88,7	91,2	96,2	100,6	100,6	100	100,3	102,5	104,3
CC13-0113	Fisch, Fischwaren und Meeresfrüchte	71,5	71,8	73,4	76,9	79,9	81,5	83,7	86,6	89,2	93,6	96,1	98,1	100	103,4	107,2	108,5
CC13-0114	Molkereiprodukte und Eier	81,3	80,9	79,7	79,7	84,5	96,3	89,2	89,6	93,4	93,7	98,5	104,7	100	97,1	105	110,6
CC13-0115	Speisefette und Speiseöle	76,7	76,1	74,1	74,7	82,5	88,7	84,3	91,3	102,3	99	107,3	105	100	102,5	127,4	137,5
CC13-0116	Obst	69,8	69,8	70,6	72,8	76,1	80,7	77,6	81,6	84,4	88,9	95,5	95,3	100	103,8	106	109,9
CC13-0117	Gemüse	81,9	79,1	77,9	84,5	90,7	92,5	88,6	94,1	89,9	92,3	97,9	94,6	100	103,6	103,9	104,4
CC13-0118	Zucker, Marmelade, Honig und andere Süßwaren	80,6	81,3	81,5	82,6	83,7	88,7	90,5	89,4	90,2	93,6	95,9	97,6	100	100,8	101,1	101,5
CC13-0119	Nahrungsmittel, a.n.g.	87	87,9	88	87,9	89,2	92,5	94,3	93,8	94,6	97	98,4	99,4	100	100,9	101,3	102,3
CC13-012	Alkoholfreie Getränke	81	80,5	82,2	84,4	86,9	90,4	89,5	89,3	95,2	98,2	98,6	99,5	100	100,1	101,5	103,3

B.

Der Verbraucherindex, wie oben nach Verwendungszwecken des Individualkonsums klassifiziert, jedoch fortgesetzt bis zum Monat Juli 2019. Auch hier bildet die erste Zeile die Preisentwicklung für Nahrungsmittel und Getränke ab. Der Indexstand vom Juli 2019 (107,5) bildet als neuer Indexstand mit dem alten Indexstand die Grundlage für die Berechnung der Teuerungsrate.

Quelle: Genesis-Destatis, aufgerufen am 5.9.19.

2019						
Januar	Februar	März	April	Mai	Juni	Juli
106,6	107,2	106,6	106,6	107,1	107,2	107,5
107,2	107,7	107,1	107,2	107,6	107,7	108,1
105,1	105,2	105,2	105,4	105,9	107,2	108,3
110,7	110,8	111,3	111,2	111,6	111,9	112,3
110,0	110,2	110,5	110,4	110,0	109,9	110,3
136,9	134,6	132,0	130,6	130,9	128,9	127,7
105,0	104,8	103,9	103,3	105,2	105,5	105,2
112,0	116,0	111,6	112,6	113,6	112,3	112,3
101,3	101,0	101,5	101,0	101,1	100,8	101,5

Anhang 2

Übersicht zur Veranschaulichung inwiefern eine bedarfsgerechte Ernährung bei Mukoviszidose mit Sozialleistungen realisierbar ist (eigene Darstellung).

Alter	Kosten pro Mehrbedarf 110%	120%	130%	150%
4-6	102€	112€	130€	140€
7-9	127€	139€	150€	173€
10-12	150€	163€	177€	204€
13-14	171€	186€	202€	233€
15-17	196€	214€	231€	267€
≥18	136€ - 176€	149€ - 192€	161€ - 208€	186€ - 240€
	Ø 276€	Ø 300€	Ø 325€	Ø 375€

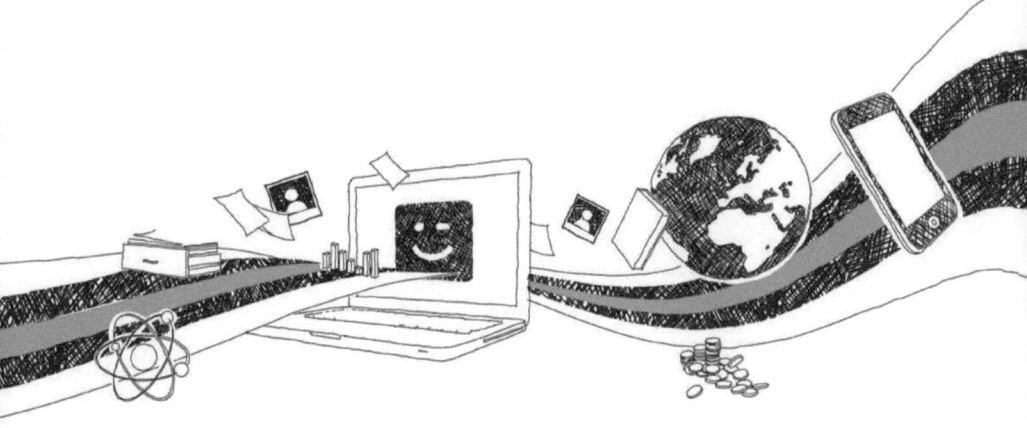
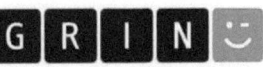